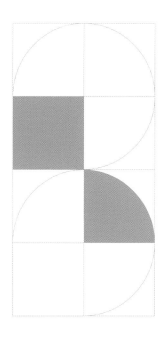

鉄欠乏性貧血の
診療指針

日本鉄バイオサイエンス学会編

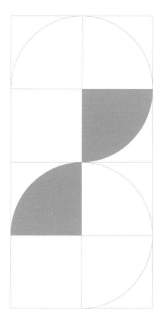

フジメディカル出版

序　文

　これまで，日本鉄バイオサイエンス学会では，鉄欠乏・鉄欠乏性貧血の予防，治療に関する指針を示した『鉄剤の適正使用による貧血治療指針』の第1版を2004年に，第2版を2009年に，第3版を2015年に出版してきた。しかしながら，最近では持続効果の高い静注鉄剤をはじめとした新たな鉄剤が普及しつつあり，鉄欠乏性貧血の診療に関する指針も改訂が必要な状況となっている。そこで，『鉄欠乏性貧血の診療指針【第1版】』を刊行し，鉄代謝に関する知識及び鉄欠乏性貧血に関する診療指針のアップデートを行うこととした。作成の際にはパブコメを実施して，その意見を参考にした。

　本書は新たなタイトルでの刊行となるが，第3版を改訂する形をとっており，いわばこれまでの日本鉄バイオサイエンス学会の歩みを引き継いだものとなる。本学会の歴史，治療指針出版の意図，意義を確認する意味で，『鉄剤の適正使用による貧血治療指針』の高後裕先生による序文の一部を以下に引用させていただく。

　　　　　　　　　　　　　………………………………………………………………

　一般社団法人日本鉄バイオサイエンス学会は，「生命と鉄」に関する研究の進歩，発展を目的として設立された学術団体である。本学会は，当初，わが国におけるコロイド鉄剤を開発した故妹尾左知丸教授（岡山大学病理学教室）が鉄欠乏性貧血の治療薬である静注鉄剤の普及と鉄欠乏性貧血の診断を含め，広く全国に声をかけ，「鉄代謝研究会」として始まったものである。当時は，放射性同位体を用いたフェロキネティクスの時代から，今も標準的に使用されている血清フェリチンの時代へ移行する節目の時であり，同時に鉄による細胞毒性や発がんに関する研究が飛躍的に進んだ時期でもある。

　その後，本学会では，鉄欠乏性貧血，鉄過剰症などの臨床的課題から生体鉄に関する基礎研究に関し，内科学をはじめとした臨床医学，生化学，分子生物学，物理化学，生理学，微生物学などの医学領域，栄養学のみならず薬学，農獣医学など広い分野の課題に関するテーマを扱い，法人化され現在に至っている。

　国際的にも，2007年の第2回国際鉄バイオサイエンス学会総会を京都で日本学術会議と共催する母体となるとともに，国民への鉄と健康に関して公開講座をはじめとした啓蒙活動を積極的に進めてきた。

　中でも鉄欠乏・鉄欠乏性貧血は，本学会が鉄代謝研究会として発足した当時から一貫して追求している最重要課題であり，開発国，開発途上国を問わず頻度の高い貧血であり，広く社会的な問題である。その予防については，国ごとに予防対策が講じられ，WHOやCDCが鉄欠乏予防のためのガイドラインを作成し，予防対策が継続されている。わが国においても，日本鉄バイオサイエンス学会が，2004年に『鉄剤の適正使用による貧血治療指針（第1版）』を発行，2009年には改訂第2版『鉄剤の適正使用による貧血治療指針』を出版した。

言うまでもなく，鉄欠乏性貧血は世界で最も頻度が高い疾患で，古くはギリシャ時代に鉄の服用により貧血が改善することが記載されている。さらに，食生活の変化，ダイエット志向など社会情勢の影響をうけ増加しつつあり，社会的にも重要である。血液学の黎明期においては，多くの医師，研究者がその研究に従事していたが，現在では「貧血は鉄剤を飲めば治る」という安易な考え方が広がり，鉄剤治療を支えるのに必要な系統的知識を得る機会が減っている昨今，この古典的な疾患に関する診断・治療の指針は重要である。さらに，世界的には新たな静注鉄剤も開発され，より安全で持続効果の高い鉄剤が急速に普及しつつある。

．．

　この序文で高後先生が指摘されている課題は，今もなお新しく，鉄欠乏性貧血の診療の重要性，そして本書の刊行の意義を改めて示すものである。
　最後に，編集メンバーを代表し，多忙な中ご執筆いただいた先生方に御礼申し上げる。

2024 年 5 月

編集メンバー代表
張替　秀郎

「鉄欠乏性貧血の診療指針」作成のためのワーキンググループ

生田　克哉　　　北海道赤十字血液センター

川端　　浩　　　国立病院機構京都医療センター　血液内科

紀野　修一　　　日本赤十字社血液事業本部

倉賀野隆裕　　　兵庫医科大学　腎・透析内科

小林ゆき子　　　京都府立大学大学院　生命環境科学研究科

小林　良二　　　札幌北楡病院　小児思春期科

小船　雅義　　　札幌医科大学医学部　血液内科学

杉村　　基　　　浜松赤十字病院，浜松医科大学医学部　産婦人科家庭医療学講座

鈴木　隆浩　　　北里大学医学部　血液内科

巽　　康彰　　　東邦大学薬学部　病態生化学研究室

張替　秀郎　　　東北大学大学院医学系研究科　血液内科学分野

藤井　嵩子　　　国士舘大学体育学部　スポーツ医科学科

藤原　　亨　　　岩手医科大学医学部　臨床検査医学・感染症学講座

宮西　浩嗣　　　札幌医科大学医学部　腫瘍内科学講座

（五十音順）

日本鉄バイオサイエンス学会

理事長　豊國　伸哉　　　名古屋大学大学院医学系研究科　生体反応病理学

目　次

I 鉄代謝に関する総論

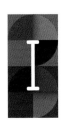

鉄代謝に関する総論

鉄の生理作用

　鉄は生体にとって生命現象を営むうえで欠くことのできない元素である。それは，鉄が遷移元素であり2価（Fe^{2+}）と3価（Fe^{3+}）の原子価状態を容易にとるため，酸化還元反応における電子授受媒体として有用であることのみならず，多細胞生物においてはヘモグロビン（Hb）やミオグロビン（Mb）などにおいて酸素を直接配位するのに適切な構造を持つことにある。

　その一方で，生物は鉄がその産生を触媒する活性酸素（reactive oxygen species: ROS）に悩まされてきた。このため，細胞内では，できるだけすべての鉄を蛋白に結合させることで，その毒性を軽減し，同時に必要にして最小限の量を取り入れるための厳密な出納調節機構を獲得している。つまり生体は鉄の特性を利用するとともに，その毒性をできるだけ軽減して，生命現象を維持しているといえる。

人体内での鉄イオンの存在様式

　人体での鉄イオンの存在様式とその機能を，一括して表 I-1 に示した。人体中の総鉄量は3〜5gで，その60〜70%がHb中にある。鉄イオンは，細胞

表 I-1　人体での鉄イオンの存在様式とその機能

鉄結合物	所属部位・局在	機 能	全鉄に対する%
A. ヘム鉄が結合する蛋白質			
ヘモグロビン	赤血球	酸素の運搬	65
ミオグロビン	細胞質	酸素の受容	3〜5
ミトコンドリア・シトクローム c1, a3, a1, b	ミトコンドリア	解毒	0.5
フラビン酵素	ミトコンドリア，細胞質	酸化還元反応，代謝	0.5
ミクロソーム・シトクローム b5	小胞体およびゴルジ体	解毒，薬物代謝	—
カタラーゼ	ペルオキシソーム	過酸化水素代謝	0.1
ペルオキシダーゼ	ミトコンドリアなど	活性酸素代謝など	—
B. 鉄硫黄錯体が結合する蛋白質			
Respiratory complexes I-III	ミトコンドリア内膜	電子伝達系	—
Mitochondrial aconitase	ミトコンドリア・マトリックス	クエン酸回路	—
Ferrochelatase	ミトコンドリア・マトリックス	ヘム合成	—
NTH1/MYH	ミトコンドリア，核	DNA 修復	—
RpS3	細胞質，核	蛋白合成，DNA 修復	—
IRP1/cytosolic aconitase	細胞質	鉄代謝制御	—
Xanthine oxidase	細胞質	プリン代謝	—
Phosphoribosylpyrophosphate aminotransferases	細胞質	プリン合成	—
Primase	核	DNA 複製	—
C. 鉄イオンが結合する蛋白質			
フェリチン，ヘモジデリン	細胞質	鉄貯蔵	30
トランスフェリン	血漿中	鉄の運搬	0.1
PCBP1〜4	細胞質，一部核	細胞質内での鉄の運搬	—
Prolyl hydroxylase（PHD）	細胞質	プロリンのヒドロキシル化	—
Ribonucleotide reductase Class I	核	DNA 修復	—
酸化的脱メチル化酵素群（TET2 など）	核	DNA 脱メチル化	—
酸化的ヒストン脱メチル化酵素群	核	ヒストン脱メチル化	—
全鉄量			3.0〜5.0g

内ではヘム鉄，鉄硫黄錯体，および2価および3価鉄イオンが蛋白に結合することで，その毒性が中和された形で存在している（表I-1）。それらの蛋白は機能上，大きく次のように分けられる。

(1) 生命維持に積極的な役割を担っているもの（組織鉄）
(2) 鉄を解毒・貯蔵し，必要に応じて生命維持機構へ供給するもの（貯蔵鉄）
(3) 鉄の担体・生体防御に関わるもの

(1) には細胞の呼吸反応に直接深く関わっている一連のヘム酵素群（シトクロムオキシダーゼなど），TCA回路などのエネルギー代謝に必須である鉄硫黄蛋白（アコニターゼなど），DNA合成に不可欠な鉄イオン結合酵素（リボヌクレアーゼレダクターゼ）などが含まれる。それらの多くはミトコンドリア内に存在している。また，DNA複製，DNA修復，DNAの酸化的脱メチル化反応あるいはヒストン脱メチル化酵素群の活性に鉄イオンが必要であることが見いだされゲノムの維持に重要な役割を演ずることが明らかにされてきた一方，(2) の代表はフェリチンとその変性体であるヘモジデリン（hemosiderin）で，いずれも細胞質中に存在する。

このほか，生体内には (3) の細胞間の鉄や酸素輸送などを司る蛋白質が存在する。その代表が，トランスフェリン（transferrin: Tf），ラクトフェリンおよびヘモグロビンである。

また，Poly(rC)-binding protein（PCBP）1-4といった細胞内鉄輸送体が見いだされ，細胞内への鉄取り込みやフェリチンへの鉄輸送などに関与することが明らかにされた（図I-1）。その他，細胞内には微量ながら，labile iron pool（LIP）と呼ばれる，鉄プールが存在すると考えられている[1]。LIPは細胞内において鉄が蛋白質間および細胞内小器官を移動するための中継地点となり，細胞の恒常性を維持するために有効利用されていると考えられている[2]。

過剰鉄による細胞毒性

鉄過剰状態では，細胞内鉄量が増加するほかに，流血中のTfに結合していない鉄であるNon-Tf-bound iron（NTBI）が増加する[3][4]。NTBIは細胞表面の金属輸送体であるZRT/IRT-like protein（ZIP）8，ZIP14，divalent metal transporter 1（DMT-1）などにより，直接的に細胞質内に取り込まれ[5]-[7]，LIPの鉄を増加させる。これら蛋白質に結合していない遊離鉄が増加すると，電子供与体として働き，Fenton反応やHaber-Weiss反応を経て，ROSのなかで毒性の強いヒドロキシラジカル（·OH）を生成する。·OHは炭水化物，蛋白質および核酸（DNA）を標的として細胞を傷害する[8]。このほか，malondialdehyde（MDA）および4-Hydroxy-2-nonenal（4-HNE）といった過酸化脂質が誘導されると，これらの脂質由来のROSは，長い半減期を持つため，慢性的な細胞毒性を発揮し臓器障害を惹起する。

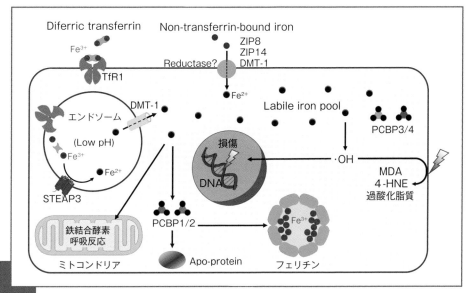

図I-1　細胞における鉄の利用，貯蔵および毒性

生体内鉄代謝制御の概要

　上述のごとく，鉄は生体のホメオスターシスの維持に必須であるが，鉄過剰状態では毒性を発揮する。そのため体内における鉄の量は常にある一定の範囲内になるよう調節される必要がある。こうした鉄代謝の調節機構を理解するためには，まず生体内の鉄代謝の概要を理解する必要がある。

　鉄は栄養元素の一つであり，食事に含まれる鉄は上部小腸から吸収される。食事中の鉄は，ヘム鉄もしくは非ヘム鉄として含まれているが，どちらも腸管上皮細胞を通り血液中に入ることで鉄の吸収が成立する。主に3価で含まれる非ヘム鉄は腸管上皮細胞膜上の duodenal cytochrome b（Dcytb）の働きによってまず2価に還元され，DMT-1 によって細胞内に取り込まれている。一方のヘム鉄は，ヘムの形態のまま取り込まれると考えられており，吸収効率は非ヘム鉄に比較して高いが，未だその吸収の分子機構には不明な点が多い。いずれの形態の鉄も，腸管上皮細胞内に取り込まれた後に，血管内腔側に発現しているフェロポーチン（ferroportin: FPN）によって血管内へ放出される。

　血液中に入った鉄は，hephaestin の働きにより3価に酸化され，Tf に結合し，全身へ運搬される。一部の鉄は肝臓での貯蔵や全身の細胞の呼吸酵素・DNA 合成酵素などへの利用に回されるが，6～7割程度の鉄は骨髄における赤血球造血での構成要素

として使用される。産生された赤血球は，Hb の働きにより全身への酸素の運搬・供給を担うが，120日程度の生理的寿命があり，常に一定数の赤血球が壊れ，新しい赤血球に置き換わっている。寿命を迎えた赤血球の破壊は主に脾臓で行われる。

　脾臓では網内系マクロファージが赤血球の破壊を担当している。マクロファージは老廃赤血球を捕捉して破壊するが，その過程で Hb から鉄を得ることができる。マクロファージはこの鉄を体外に捨てず，腸管上皮細胞と同様に FPN を介して再び血管内へ戻している。血液中に再び戻った鉄は，まだ鉄と結合していない Tf(apo-Tf)と結合し，再び全身を循環する。このように，Hb 構成要素として赤血球に含まれた鉄は，網内系を介して再利用に回されるのである[9]。

　一方，鉄の体外への排出は極めて特徴的である。生体は鉄を積極的・能動的に体外へ排出する機構を備えていない。日々剥がれ落ちていく消化管上皮細胞に含まれる鉄や，尿や汗に微量に含まれる鉄など非常に微量の鉄しか排泄されていない。ごくわずかにしか鉄の排出がないため，通常の状態ではそれに見合う分しか鉄の吸収も行われていないことがわかっている。赤血球造血を中心とした鉄の利用をまかなっているのは，新規に体内へ吸収された鉄が主体ではなく，体内に既に存在している鉄を再利用しているものが大部分を占めている。このことから，鉄代謝は半閉鎖的回路を構築していると言え，非常に大きな特徴となっている（図Ⅰ-2）。

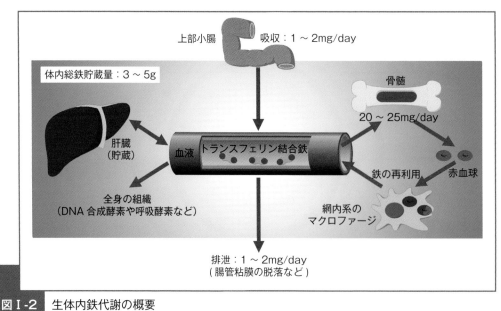

図Ⅰ-2　生体内鉄代謝の概要

体内の鉄代謝は，このように複数の臓器が関与して全体の量や分布が，ある一定の範囲内に保たれているが，こうした鉄の恒常性を保つには，物理的に離れた場所に存在する臓器間を協調させる機構が必要となる[10]。この調節を行う分子がヘプシジンである。ヘプシジンは鉄過剰時に肝臓からの発現が亢進し血中濃度が増加し，消化管上皮細胞およびマクロファージの細胞膜表面のFPNの中心腔内に結合し，鉄の輸出を阻害するのみならず[11]，その分解を促進

し，FPN発現を減らすように機能する[10]。鉄過剰状態になると生体はヘプシジン発現を亢進させ，最終的に消化管での鉄吸収を抑制し，また，網内系を介した鉄の再利用も抑制し，鉄過剰を是正する方向に機能するのである（図I-3）。

この鉄代謝調節因子ヘプシジンの発現調節には，非常に多くの経路・分子の関与が明らかになっている（図I-4）。中心的役割を占めると考えられているのが，bone morphogenetic protein（BMP）とその

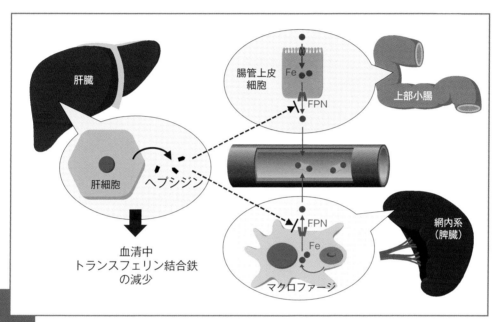

図I-3 ヘプシジンの機能

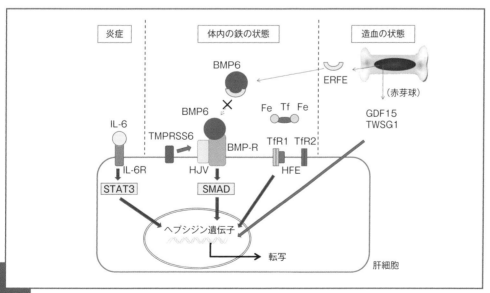

図I-4 ヘプシジン発現調節機構

IL-6: interleukin-6, IL-6R: interleukin-6 receptor, STAT3: signal transducer and activator of transcription 3, BMP6: bone morphogenetic protein 6, BMP-R: bone morphogenetic protein receptor, HJV: hemojuvelin, SMAD: son of mother against decapentaplegic, Tf: transferrin, TfR1: transferrin receptor 1, TfR2: transferrin receptor 2, GDF15: growth differentiation factor 15, TWSG1: twisted gastrulation 1, ERFE: erythroferrone

受容体BMP receptor（BMP-R），若年性遺伝性ヘモクロマトーシス責任分子 hemojuvelin（HJV），それらから細胞内へ伝わる SMAD などを介したシグナル伝達経路である[12]。これに加え，遺伝性ヘモクロマトーシス責任分子群トランスフェリン受容体（transferrin receptor: TfR）2 や HFE を介した経路，遺伝性鉄剤不応性鉄欠乏性貧血で変異が認められる TMPRSS6（Matriptase-2）などの関与が明らかになってきている[13]。これらは生体内の鉄の状態変化を感知してヘプシジン発現調節を行っていると考えられているが，その機構の詳細の全てが解明されている訳ではない。

鉄の状態とは別に，炎症性サイトカイン interleukin-6（IL-6）から JAK-STAT3 系を介してヘプシジンの発現が調節される経路も存在する[14]。さらに近年，サラセミアを中心としてヘプシジン発現を調節する新規の液性因子の報告も相次いでいる。サラセミアでは骨髄中の赤血球系前駆細胞は増加しているがアポトーシスに陥る状態が持続しており，そこからヘプシジンを抑制する因子として growth differentiation factor 15（GDF15）や twisted gastrulation 1（TWSG1）が分泌されていることが報告されている[15)16]。これらはヘプシジン分泌を不適切に低下させてしまい，鉄過剰状態であるにもかかわらず消化管での鉄吸収が持続することにつながる。サラセミアのみならず，輸血非依存性の環状鉄芽球を伴う骨髄異形成症候群（myelodysplastic syndromes: MDS）においても，GDF15 産生亢進によりヘプシジン産生が抑制されることが示唆されている。これらに加え，近年，さらに新たな調節因子としてエリスロフェロン（erythroferrone: ERFE）が報告された[17]。ERFE は BMP2/6 と結合し，BMP-R-SMAD 経路を抑制することによって，ヘプシジン産生を抑制する[18]。正常造血では，エリスロポエチン（EPO）依存性に赤芽球の ERFE 産生が調節されて，造血に必要な鉄が赤芽球に供給される。また，出血や溶血などで貧血に陥ると，低酸素により腎臓からの EPO 産生が高まり，赤芽球からの ERFE 産生が増加し，消化管からの鉄吸収や網内系からの鉄放出が亢進して，造血に必要な鉄が供給される[19]。その他，骨髄内の無効造血と赤芽球過形成がみられるサラセミア，先天性赤血球生成異常性貧血（congenital

dyserythropoietic anemia: CDA）などで ERFE 産生が亢進することや[20)21]，*SF3B1* 変異を伴う MDS においてはスプライシング異常に伴うアミノ酸置換の結果，活性の高い ERFE の産生が亢進し[22]，その結果，消化管からの鉄吸収が亢進して鉄過剰を呈することが知られている。

古くから，体内鉄貯蔵状態を反映して鉄代謝を調節する storage regulator と，造血状態を反映して鉄代謝を調節する erythroid regulator が存在すると考えられてきたが，ヘプシジンを前者とすると，ERFE などは後者であると考えられ，今後の更なる研究の進展が注目される。このように，非常に様々な経路が複雑に絡み合い，ヘプシジン発現は調節されている[23]。

細胞内における鉄代謝の調節機構

鉄代謝の調節には，ヘプシジンを中心とした全身レベルでの各臓器間の調節機構が存在するだけではなく，各細胞レベルにおいても独自の調節機構が存在する。こうした個々の細胞の鉄代謝の恒常性は細胞内鉄濃度によって調節されている。最も有名な例は細胞内のフェリチンおよび TfR1 の翻訳（転写後）レベルでの発現調節である。この調節を担うのが，鉄反応エレメント（iron responsive element: IRE）と鉄調節蛋白質（iron regulatory protein: IRP）と呼ばれるものである。IRE とは，フェリチンや TfR1 の mRNA の非翻訳領域に存在する stem-loop 構造であり，そこに結合する蛋白が IRP であり，IRP1 および IRP2 の2種類がある。IRP1 は中心部に鉄-硫黄クラスター（iron sulfur cluster: ISC）構造を有する。この ISC は，[4Fe-4S]で表される立方体状の構造である（図Ⅰ-5）。細胞内の鉄が十分で ISC が中心に嵌まり込んでいると，IRP は ISC を取り囲むような形態となり，この状態では TCA 回路のアコニターゼとしての酵素活性を有するが，その一方で，IRE 配列との結合ができなくなる。逆に細胞内の鉄が不足して ISC がなくなった状態になると，IRP は中央に窪みを持つように広がる構造変化を起こして，IRE への結合力が出てくるが，アコニターゼとしての活性を失う[24]。IRP2 は特異的なアミノ酸配列である iron-dependent degradation（IDD）ドメインを持ち，IDD ドメインにヘムが結

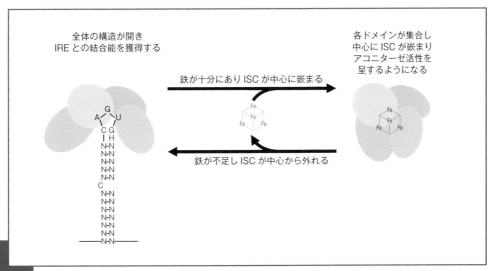

図Ⅰ-5 IRP の鉄 - 硫黄クラスター（ISC）による構造変化と IRE への結合

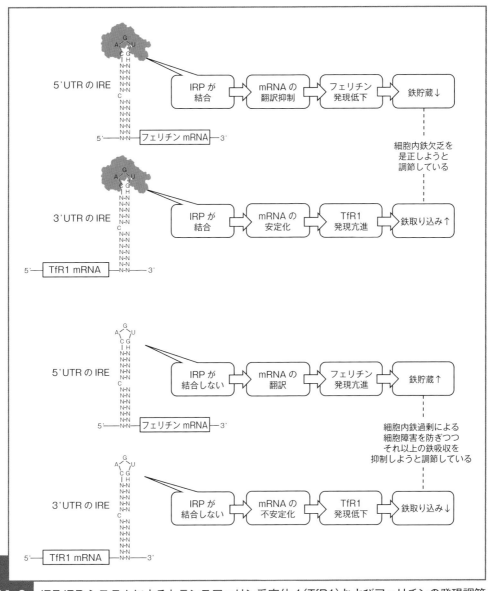

図Ⅰ-6 IRE-IRP システムによるトランスフェリン受容体 1（TfR1）およびフェリチンの発現調節

合した後に，ユビキチンリガーゼ（heme-oxidized IRP2 ubiquitin-ligase-1: HOIL-1）によりユビキチン化され分解される[24]。このほか，細胞内鉄濃度が高まると，F-box and leucine-rich repeat protein 5（FBXL5）の iron-sensing hemerythrin 様ドメインに鉄が結合することで，FBXL5 は安定化する[25]。その結果，FBXL5 が IRP2 のみならず IRP1 に結合し，IRP はユビキチン化され分解される[26]。このように，IRE と IRP の結合状態は，IRP の構造変化あるいは分解により変化する。

TfR1 とフェリチン mRNA における IRE-IRP システムについて見ていく（図Ⅰ-6）。IRP がフェリチン mRNA の5'側に存在する IRE に結合すると翻訳が阻害される一方，TfR1 mRNA の3'側に存在する IRE に結合すると mRNA の ribonuclease による分解が阻害され mRNA が安定化し翻訳が促進する。つまり，細胞内鉄濃度の低下によりフェリチン合成は低下し TfR1 合成は亢進する。これらの発現変化は，TfR1 を介した細胞内への鉄の取り込みを亢進させ，なおかつフェリチンへの格納を減少させるため，細胞内鉄濃度を上昇させる方向となり，崩れかけた細胞内鉄濃度を一定に保つことにつながる。鉄濃度の上昇の際には，これと逆の現象が生じる。これらの遺伝子のほかにも，DMT-1，FPN などの mRNA にも IRE 構造が存在し，それらの発現調節に関与している[27][28]。

■文献

1 Kohgo Y, Ikuta K, Ohtake T, et al. Body iron metabolism and pathophysiology of iron overload. Int J Hematol. 2008; 88: 7-15.

2 MacKenzie EL, Iwasaki K, Tsuji Y. Intracellular iron transport and storage: from molecular mechanisms to health implications. Antioxid Redox Signal. 2008; 10: 997-1030.

3 McNamara L, MacPhail AP, Mandishona E, et al. Non-transferrin-bound iron and hepatic dysfunction in African dietary iron overload. J Gastroenterol Hepatol. 1999; 14: 126-132.

4 Esposito BP, Breuer W, Sirankapracha P, et al. Labile plasma iron in iron overload: redox activity and susceptibility to chelation. Blood. 2003; 102: 2670-2677.

5 Jenkitkasemwong S, Wang CY, Coffey R, et al. SLC39A14 Is Required for the Development of Hepatocellular Iron Overload in Murine Models of Hereditary Hemochromatosis. Cell Metab. 2015; 22: 138-150.

6 Balusikova K, Dostalikova-Cimburova M, Tacheci I, et al. Expression profiles of iron transport molecules along the duodenum. J Cell Mol Med. 2022; 26: 2995-3004.

7 Charlebois E, Fillebeen C, Presley J, et al. Liver sinusoidal endothelial cells induce BMP6 expression in response to non-transferrin-bound iron. Blood. 2023; 141: 271-284.

8 Sakai A, Minami S, Koretsune T, et al. Iron-based binary ferromagnets for transverse thermoelectric conversion. Nature. 2020; 581: 53-57.

9 Hentze MW, Muckenthaler MU, Galy B, et al. Two to tango: regulation of Mammalian iron metabolism. Cell. 2010; 142: 24-38.

10 Nemeth E, Tuttle MS, Powelson J, et al. Hepcidin regulates cellular iron efflux by binding to ferroportin and inducing its internalization. Science. 2004; 306: 2090-2093.

11 Aschemeyer S, Qiao B, Stefanova D, et al. Structure-function analysis of ferroportin defines the binding site and an alternative mechanism of action of hepcidin. Blood. 2018; 131: 899-910.

12 Babitt JL, Huang FW, Wrighting DM, et al. Bone morphogenetic protein signaling by hemojuvelin regulates hepcidin expression. Nat Genet. 2006; 38: 531-539.

13 Finberg KE, Heeney MM, Campagna DR, et al. Mutations in TMPRSS6 cause iron-refractory iron deficiency anemia (IRIDA). Nat Genet. 2008; 40: 569-571.

14 Nemeth E, Rivera S, Gabayan V, et al. IL-6 mediates hypoferremia of inflammation by inducing the synthesis of the iron regulatory hormone hepcidin. J Clin Invest. 2004; 113: 1271-1276.

15 Tanno T, Bhanu NV, Oneal PA, et al. High levels of GDF15 in thalassemia suppress expression of the iron regulatory protein hepcidin. Nat Med. 2007; 13: 1096-1101.

16 Tanno T, Porayette P, Sripichai O, et al. Identification of TWSG1 as a second novel erythroid regulator of hepcidin expression in murine and human cells. Blood. 2009; 114: 181-186.

17 Kautz L, Jung G, Valore EV, et al. Identification of erythroferrone as an erythroid regulator of iron metabolism. Nat Genet. 2014; 46: 678-684.

18 Wang CY, Xu Y, Traeger L, et al. Erythroferrone lowers hepcidin by sequestering BMP2/6 heterodimer from binding to the BMP type I receptor ALK3. Blood. 2020; 135: 453-456.

19 Srole DN, Ganz T. Erythroferrone structure, function, and physiology: Iron homeostasis and beyond. J Cell Physiol. 2021; 236: 4888-4901.

20 Iolascon A, Andolfo I, Russo R. Congenital dyserythropoietic anemias. Blood. 2020; 136: 1274-1283.

21 Miura S, Kobune M, Horiguchi H, et al. EPO-R+ myelodysplastic cells with ring sideroblasts produce high erythroferrone levels to reduce hepcidin expression in hepatic cells. Blood Cells Mol Dis. 2019; 78: 1-8.

22 Bondu S, Alary AS, Lefèvre C, et al. A variant erythroferrone disrupts iron homeostasis in SF3B1-mutated myelodysplastic syndrome. Sci Transl Med. 2019; 11: eaav5467.

23 Finch C. Regulators of iron balance in humans. Blood. 1994; 84: 1697-1702.

24 Yamanaka K, Ishikawa H, Megumi Y, et al. Identification of the ubiquitin-protein ligase that recognizes oxidized IRP2. Nat Cell Biol. 2003; 5: 336-340.

25 Thompson JW, Salahudeen AA, Chollangi S, et al. Structural and molecular characterization of iron-sensing hemerythrin-like domain within F-box and leucine-rich repeat protein 5 (FBXL5). J Biol Chem. 2012; 287: 7357-7365.

26 Iwai K. Regulation of cellular iron metabolism: Iron-dependent degradation of IRP by SCF[FBXL5] ubiquitin ligase. Free Radic Biol Med. 2019; 133: 64-68.

27 Walden WE, Selezneva AI, Dupuy J, et al. Structure of dual function iron regulatory protein 1 complexed with ferritin IRE-RNA. Science. 2006; 314: 1903-1908.

28 Haile DJ, Rouault TA, Tang CK, et al. Reciprocal control of RNA-binding and aconitase activity in the regulation of the iron-responsive element binding protein: role of the iron-sulfur cluster. Proc Natl Acad Sci U S A. 1992; 89: 7536-7540.

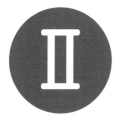 鉄欠乏・鉄欠乏性貧血の
診断指針

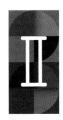

II 鉄欠乏・鉄欠乏性貧血の診断指針
1　鉄欠乏・鉄欠乏性貧血の疫学・症状

■鉄欠乏・鉄欠乏性貧血の疫学

　日本人の貧血の頻度は，定期的に厚生労働省が行っている『国民健康・栄養調査報告』から概略を知ることができる。表II-1-1 は 2019 年度の調査結果からヘモグロビン値のデータをまとめたものである。男性ヘモグロビン値 13.0g/dL 未満，女性 12.0g/dL 未満を貧血としてデータを眺めてみると[1]，貧血の頻度は 30 ～ 40 歳台の成人女性の 10 ～ 20% を占める。また，男性および女性ともに 70 歳以降で増加を示す。この結果は，過去の横断研究で，Kusumi らの 2002 ～ 2005 年の首都圏の女性 13,147 人のうち，12.0g/dL 未満が 17.3%（50 歳以下に限ると 22.3%）を占めたとする報告と一致している[2]。

　Hayashi らの 1989 ～ 2003 年の 20 歳以上の女性 50,967 人の解析や[3]，国民健康・栄養調査 1996 ～ 2003 年の女性の貧血の頻度は増加傾向であった（『鉄剤の適正使用による貧血治療指針 改訂第 3 版』）[4]。しかしながら，表II-1-2 に示した 2000 年以降の貧血の頻度の推移を見ると，女性の貧血の頻度は，2003 年までは増加傾向にあったが，2003 年以降は各年齢層において減少傾向にある。

　図II-1-1 に女性の年代別 MCV（平均赤血球容積）の値を示すが，30 ～ 40 歳台では 80fL 未満の比率が増加を示している。また，図II-1-2 に総鉄結合能（total iron-binding capacity: TIBC）の疫学調査結果を示すが，女性全体で TIBC が 400μg/dL 以上を呈するのは約 12% であり，30 ～ 40 歳台女性では約 25 ～ 30% まで増加している。一方，男性で TIBC 400μg/dL 以上を呈するのは，いずれの世代でも 0 ～ 10% に留まる。これらの結果から，30 ～ 40 歳台女性では鉄欠乏が主な貧血の原因であることがうかがえる。

　近年の『国民健康・栄養調査報告』では，血清フェリチン値の調査がなされていないため，2009 年度に行われた血清フェリチン値の調査の結果を，血清フェリチンのカットオフ値を 15ng/mL 未満として

表II-1-1　血色素量の分布（性・年齢階層別の割合%）

		総　合	20-29歳	30-39歳	40-49歳	50-59歳	60-69歳	70歳以上	75歳以上
男性	12.0g/dL 未満	4.2	0.0	0.0	0.0	0.8	2.8	8.7	12.9
	12.0-12.9	6.2	0.0	0.0	0.9	2.4	6.9	10.5	14.7
	13.0-13.9	14.7	0.0	4.8	4.3	11.9	13.8	22.7	24.1
	14.0-14.9	30.8	16.7	33.9	27.8	29.4	35.4	30.6	24.6
	15.0-15.9	26.8	40.7	30.6	40.0	31.7	28.5	17.9	15.9
	16.0g/dL 以上	17.3	42.6	30.7	26.9	23.8	12.6	9.7	7.8
女性	12.0g/dL 未満	13.3	9.1	18.6	13.2	6.9	6.5	20.0	27.0
	12.0-12.9	29.9	27.3	24.8	30.4	28.4	28.0	33.1	31.4
	13.0-13.9	35.1	43.2	34.5	35.8	39.0	39.8	29.2	25.5
	14.0-14.9	17.1	18.2	19.5	17.6	19.7	18.0	14.4	13.9
	15.0-15.9	3.7	2.3	1.8	2.9	3.7	6.5	2.6	1.5
	16.0g/dL 以上	1.0	0.0	0.9	0.0	2.3	1.2	0.6	0.7

注）貧血治療のための薬剤服用者除外（2019 年度国民健康・栄養調査報告より改変）

表Ⅱ-1-2 日本人の貧血の経年的変化

	男性：ヘモグロビン値　13.0g/dL 未満（%）							女性：ヘモグロビン値　12.0g/dL 未満（%）						
	総合	20-29歳	30-39歳	40-49歳	50-59歳	60-69歳	70歳以上	総合	20-29歳	30-39歳	40-49歳	50-59歳	60-69歳	70歳以上
2000	7.6	1.0	1.4	1.5	4.1	9.7	―	16.5	18.3	18.0	26.0	9.7	10.0	―
2001	7.8	0.0	0.4	0.8	2.9	8.3	―	18.1	13.1	19.7	27.3	11.1	11.0	―
2002	9.2	1.4	0.8	1.7	3.8	10.8	―	18.7	13.3	20.4	26.3	12.6	13.3	―
2003	11.1	1.8	1.2	3.0	3.4	12.1	29.0	21.7	19.8	26.3	26.6	14.2	14.5	30.7
2004	9.6	2.5	0.6	0.0	5.8	0.9	22.1	16.8	13.2	18.5	25.0	9.7	10.5	24.7
2005	10.0	0.0	2.6	4.6	2.7	9.9	29.0	14.9	11.8	16.5	24.4	8.4	8.1	30.7
2006	10.8	0.9	0.9	1.5	6.1	10.3	25.2	19.3	13.7	21.6	25.3	11.4	13.1	26.9
2007	9.2	1.1	1.5	1.5	4.6	10.3	20.1	17.7	11.2	20.6	27.3	11.5	9.0	24.2
2008	9.9	1.0	0.6	1.1	4.8	7.4	22.2	16.8	12.2	20.1	19.8	9.5	10.3	25.8
2009	8.8	0.0	0.5	2.1	4.1	9.6	19.8	17.7	18.1	21.4	23.4	10.0	9.4	25.0
2010	9.7	1.3	0.0	5.7	3.5	6.6	23.0	15.0	6.8	19.0	25.2	9.6	6.5	21.2
2011	11.1	0.0	1.2	1.3	6.1	8.3	24.1	16.2	14.4	19.7	20.9	10.4	8.4	22.8
2012	―	―	―	―	―	―	―	―	―	―	―	―	―	―
2013	11.4	0.0	0.9	1.4	1.7	7.4	22.1	16.5	14.9	21.0	29.1	8.5	8.8	19.5
2014	10.2	2.0	0.0	0.6	2.8	8.6	20.7	14.6	12.7	17.5	21.8	9.2	8.3	19.2
2015	10.5	0.0	1.8	2.0	2.4	8.2	21.4	16.8	16.7	23.1	20.8	10.8	9.8	22.4
2016	―	―	―	―	―	―	―	―	―	―	―	―	―	―
2017	8.9	0.0	0.0	0.8	3.2	5.4	18.5	14.0	9.4	22.4	23.1	6.4	8.7	15.0
2018	8.5	0.0	3.0	0.0	1.9	5.4	18.4	13.4	14.8	19.0	22.4	8.6	7.1	14.7
2019	10.4	0.0	0.0	0.9	3.2	9.7	19.2	13.3	9.1	18.6	13.2	6.9	6.5	20.0

注）貧血治療のための薬服用者除外（国民健康・栄養調査報告より作成）

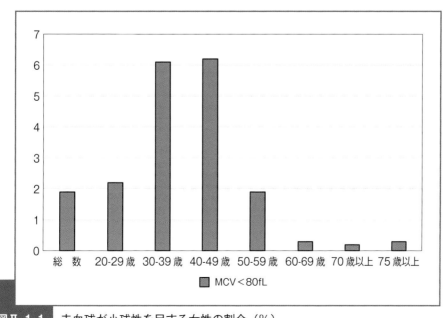

図Ⅱ-1-1 赤血球が小球性を呈する女性の割合（%）

（2019年度国民健康・栄養調査報告より引用）

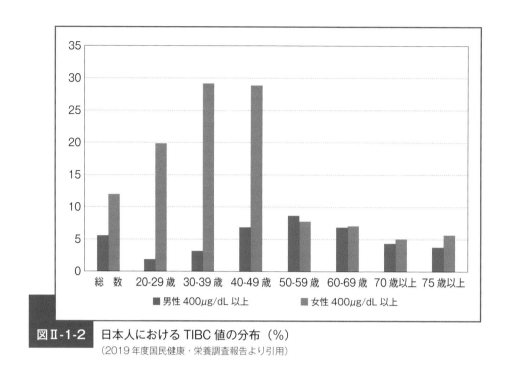

図Ⅱ-1-2 日本人における TIBC 値の分布（％）
（2019 年度国民健康・栄養調査報告より引用）

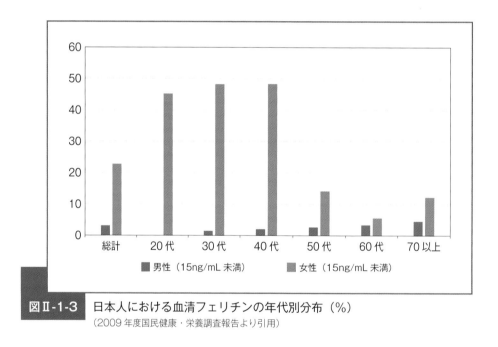

図Ⅱ-1-3 日本人における血清フェリチンの年代別分布（％）
（2009 年度国民健康・栄養調査報告より引用）

解析した結果を示す（図Ⅱ-1-3）[5]。20 〜 40 代女性では血清フェリチン値 15ng/mL 未満が 40% 以上を呈し，70 代以上の女性では約 12% に低下していた。男性で血清フェリチン値 15ng/mL 未満を呈するのは，いずれの世代でも 0 〜 5% に留まる（図Ⅱ-1-3）。このことは，2009 年度では，20 〜 40 代の女性の約 40% が鉄欠乏状態にあったことを示している。表Ⅱ-1-2 および図Ⅱ-1-1 のデータから 2019 年度では 20 歳台の女性の鉄欠乏状態は改善傾向にあることがうかがえる。なお，70 歳台以上では，MCV，

TIBC および血清フェリチン値の結果からは鉄欠乏以外の貧血の原因が推定されるが，心疾患や腎疾患を伴う場合には，血清フェリチン値が高めに出る場合もあり，結果の解釈には慎重を要する[6][7]。

ヘモグロビン値，血清フェリチン値などを組み合わせた鉄欠乏，鉄欠乏性貧血の調査は，世界各地で行われている[8]。世界的には，鉄欠乏の頻度は，発展途上国が 30 〜 70% であるのに対し，先進国では食品への鉄の添加などといった種々の対応がとられ，20% を切ったことが報告されている[9]。WHO

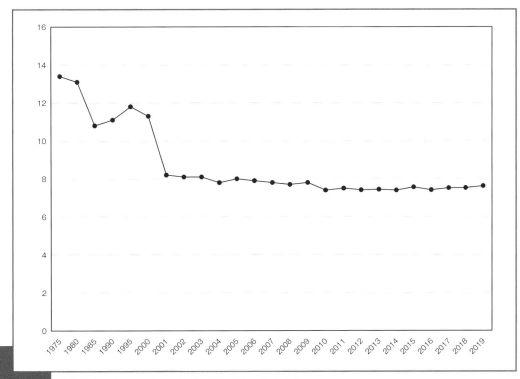

図Ⅱ-1-4 鉄摂取量（mg/ 日）の年次推移（男女別なし）
（国民健康・栄養調査結果報告を引用して作成）

ガイドライン 2008 によると[10]，先進国の平均的貧血の頻度は，15 〜 59 歳の男性で 4.3%，女性で 10.3%，開発途上国の男性は 30.0%，女性で 42.3% であり，公衆衛生上の意味づけとして，貧血の頻度が 4.9% 以下は正常，5.0 〜 19.9% は軽度問題，20.0 〜 39.9% が中等度問題，40% 以上を重度の問題ありとしている。すなわち，わが国の女性の貧血の頻度は開発国の中では比較的高率であり，「軽度〜中等度問題あり」にあてはまる。

　わが国で鉄欠乏の頻度が高い原因の一つとして，日本人の食生活の変化が考えられる。図Ⅱ-1-4 に日本人の 1 日あたりの鉄摂取量の年次推移を示す。1975 年には鉄摂取量が 13.4mg/ 日であったのが，2001 年には 8.2mg/ 日に激減している。その後，2012 年まで漸減し 7.4mg/ 日にまで減少している。このことは，食品製造に使用する機器が鉄製からステンレス製に変わったことなどを含めた様々な要因の結果，日本食品標準成分表の改訂に伴い食品中の鉄含量が引き下げられた結果を見ている可能性と，実際の鉄摂取量の低下の可能性が考えられる。わが国において，上述したごとく 1996 〜 2003 年まで女性の貧血の頻度が漸増した一因の可能性がある。しかしながら，最近，貧血の頻度が改善傾向にあるの

はどうしてだろうか。

　表Ⅱ-1-3 に 2008 〜 2019 年の鉄剤内服率の推移を示す。男性では鉄剤内服率の大きな変化はないが，2019 年度の鉄剤内服率は高値を示していた。また，女性では全年齢層において鉄剤の内服率が増加している傾向がみられる。このことから，成人女性での鉄欠乏に対する意識向上の結果，2003 年以降の貧血頻度の改善がもたらされた可能性が推察される。さらに最近，30 〜 40 歳台女性の鉄剤内服率も増加しているように見える。このことが，わが国における 40 歳台女性の貧血の頻度が低下してきたことの一因かもしれない。今後もわが国に見合った継続的な鉄欠乏の女性に対する対策が必要と考えられる。

鉄欠乏・鉄欠乏性貧血の症状

　鉄欠乏は，鉄の出納のバランスが負に傾くことで発症し，その大部分は，消化管あるいは婦人科領域からの慢性出血で占められる。また，小児期では成長に伴い，細胞の恒常性維持に必要な鉄が使用され，鉄欠乏状態に陥ることもある。これらの場合，鉄欠乏性貧血は緩徐に進行することが多く，高度の貧血をきたすまで，貧血の自覚症状が乏しいことがある。

表Ⅱ-1-3 男女別の鉄剤内服率の推移

	男性：鉄剤の内服率（%）						
	全年齢	20-29歳	30-39歳	40-49歳	50-59歳	60-69歳	70歳以上
2008	1.1	0.0	0.4	0.0	0.8	0.7	2.3
2009	1.6	0.3	0.8	1.7	1.3	1.7	2.2
2010	1.0	0.0	0.0	0.4	0.6	0.8	2.5
2011	1.1	0.0	0.0	0.0	0.4	1.2	2.3
2012	—	—	—	—	—	—	—
2013	0.6	0.0	0.6	0.0	0.0	0.2	1.4
2014	0.8	0.0	0.9	0.6	0.0	1.0	1.2
2015	1.1	0.0	0.9	0.0	0.6	0.8	2.2
2016	—	—	—	—	—	—	—
2017	0.6	0.0	0.0	0.0	0.0	0.6	1.1
2018	1.0	0.0	0.0	0.0	0.6	0.7	2.1
2019	2.0	1.8	3.1	0.0	1.6	1.2	3.0

	女性：鉄剤の内服率（%）						
	全年齢	20-29歳	30-39歳	40-49歳	50-59歳	60-69歳	70歳以上
2008	1.7	0.0	1.1	2.8	1.6	1.2	2.4
2009	1.1	0.0	0.0	0.3	0.6	1.6	2.1
2010	1.8	1.3	0.8	1.4	1.7	1.0	3.5
2011	2.1	0.6	1.9	4.1	1.6	1.3	2.6
2012	—	—	—	—	—	—	—
2013	1.3	3.5	0.4	2.8	1.2	0.9	0.9
2014	1.5	0.0	0.9	2.2	1.2	0.6	2.7
2015	1.8	0.0	1.9	4.6	1.0	0.2	2.2
2016	—	—	—	—	—	—	—
2017	1.1	0.0	0.6	1.2	1.2	0.5	1.7
2018	2.1	1.2	2.1	3.9	1.8	0.5	2.7
2019	2.8	2.2	1.7	3.3	1.4	2.1	3.9

（国民健康・栄養調査結果報告を引用して作成）

貧血の自覚症状が乏しくても，鉄欠乏に伴う組織・細胞障害による症状を呈することがあるので，貧血のみならず鉄欠乏に伴う症候には習熟する必要がある。

鉄欠乏性貧血は，貧血症状としての動悸，息切れ，顔面蒼白のほか，疲れやすさ，作業量の減少などを訴えることもある。組織鉄欠乏による上皮症状として，爪の変形・さじ状爪，脱毛，舌のしみり感・舌乳頭萎縮，咽頭違和感・嚥下困難などの症状がある。女性の非瘢痕性頭皮脱毛症と鉄欠乏との関連性については報告が分かれている[11]。今後，鉄欠乏が毛包幹細胞の細胞周期に与える影響や，他の要因との関連性を検討する必要があるほか，鉄剤の補充による効果を確かめるための臨床試験が必要とされている[12)13)]。精神症状として，小児では，乳幼児期には発育発達障害，行動異常を起こすことが知られ，思春期には，記憶力低下，認知力低下を起こす危険性が指摘されている[14]。妊婦では，妊娠後期の鉄欠乏性貧血で，早産を起こしやすく，低出生体重児が多いといわれる。異食症は，栄養価のないものを継続的に摂取する症候であり[15]，鉄欠乏性貧血では氷食症および土食症が多くみられる。貯蔵鉄（血清フェリチン）が著減した場合に多いとされ，女性（特に妊婦）や頻回献血者に多いと報告されている[16]。

近年，鉄欠乏がむずむず脚症候群（restless legs

syndrome: RLS) の主要な誘因の一つであることが見いだされた[17]。RLS 患者の約 30% に鉄欠乏が認められる。鉄剤投与により RLS 症状が改善することがある。RLS は，安静時に「下肢の不快感を伴い，下肢を動かしたいという強い欲求を生じる」ことを主症状とし，睡眠時周期性四肢運動（PLMS）を伴うことが多く，夕方から夜間にかけて症状が増悪

し[18]，睡眠障害の主要な原因にもなる。RLS と鉄欠乏との直接的な関連は明らかにされていないが，鉄がドパミン産生系および D2 レセプター構成にかかわることから，鉄欠乏により中枢のドパミン系の機能異常をきたす可能性が指摘されている[19][20]。下肢の不快感，不眠を訴える患者に対しては，鉄欠乏の可能性を念頭に置き対応すべきと考えられる。

■文献

1 WHO. Haemoglobin concentrations for the diagnosis of anaemia and assessment of severity 2011 [Available from: https://apps.who.int/iris/handle/10665/85839.]

2 Kusumi E, Shoji M, Endou S, et al. Prevalence of anemia among healthy women in 2 metropolitan areas of Japan. Int J Hematol. 2006; 84: 217-219.

3 Hayashi F, Yoshiike N, Yoshita K, et al. Trends in the prevalence of anaemia in Japanese adult women, 1989-2003. Public Health Nutr. 2008; 11: 252-257.

4 藤原亨，張替秀郎．6 鉄欠乏性貧血の診断・診断基準．内田立身監修，日本鉄バイオサイエンス学会，治療指針作成委員会編，札幌，響文社，2015.

5 WHO. WHO guideline on use of ferritin concentrations to assess iron status in individuals and populations Geneva: World Health Organization; 2020 [Available from: https://www.ncbi.nlm.nih.gov/pubmed/33909381.]

6 Masini G, Graham FJ, Pellicori P, et al. Criteria for Iron Deficiency in Patients With Heart Failure. J Am Coll Cardiol. 2022; 79: 341-351.

7 日本腎臓学会編．エビデンスに基づく CKD 診療ガイドライン 2018，東京，東京医学社，2018. [Available from: https://minds.jcqhc.or.jp/n/med/4/med0067/G0001093.]

8 日本鉄バイオサイエンス学会．鉄欠乏・鉄欠乏性貧血の予防と治療のための指針．札幌，響文社，2004.

9 Ramakrishnan U, Yip R. Experiences and challenges in industrialized countries: control of iron deficiency in industrialized countries. J Nutr. 2002; 132: 820s-824s.

10 WHO. World Health Organization. Worldwide Prevalence of Anaemia 1993-2005: WHO Global Database on Anaemia.: World Health Organization; 2008 [Available from: https://

apps.who.int/iris/bitstream/handle/10665/43894/9789241596657_eng.pdf?sequence=1.]

11 St Pierre SA, Vercellotti GM, Donovan JC, et al. Iron deficiency and diffuse nonscarring scalp alopecia in women: more pieces to the puzzle. J Am Acad Dermatol. 2010; 63: 1070-1076.

12 Ece A, Uyanik BS, Işcan A, et al. Increased serum copper and decreased serum zinc levels in children with iron deficiency anemia. Biol Trace Elem Res. 1997; 59: 31-39.

13 Kelkitli E, Ozturk N, Aslan NA, et al. Serum zinc levels in patients with iron deficiency anemia and its association with symptoms of iron deficiency anemia. Ann Hematol. 2016; 95: 751-756.

14 Özdemir N. Iron deficiency anemia from diagnosis to treatment in children. Turk Pediatri Ars. 2015; 50: 11-19.

15 Schnitzler E. The Neurology and Psychopathology of Pica. Curr Neurol Neurosci Rep. 2022; 22: 531-536.

16 Liu H, Burns RT, Spencer BR, et al. Demographic, clinical, and biochemical predictors of pica in high-intensity blood donors. Transfus Med. 2022; 32: 288-292.

17 Venkateshiah SB, Ioachimescu OC. Restless Legs Syndrome. Crit Care Clin. 2015; 31: 459-472.

18 日本神経治療学会治療指針作成委員会．標準的神経治療：Restless legs 症候群．神経治療学 2012; 29: 71-109.

19 Jellen LC, Lu L, Wang X, et al. Iron deficiency alters expression of dopamine-related genes in the ventral midbrain in mice. Neuroscience. 2013; 252: 13-23.

20 Dauvilliers Y, Winkelmann J. Restless legs syndrome: update on pathogenesis. Curr Opin Pulm Med. 2013; 19: 594-600.

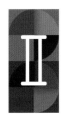
2 鉄欠乏性貧血の原因

　鉄欠乏性貧血は，体内の貯蔵鉄が枯渇し，赤血球造血に必要な鉄が骨髄の造血系に供給されないために発症する（図Ⅱ-2-1）。すなわち，鉄の需要の増加，あるいは供給量の減少が原因である。

鉄の需要の増加

　鉄の需要の増加は，慢性の出血によって生じることが多い（表Ⅱ-2-1）。出血の原因として最も多いのは月経である。月経血60gによって，約30mgの鉄が失われる。過多月経では子宮筋腫などの器質的な原因がみられることがある。器質的な原因が見当たらない場合は，von Willebrand病などの出血性素因も疑うべきである[1]。男性や閉経後の女性の場合には消化管からの出血（腫瘍，潰瘍，痔疾，大腸憩室など）を疑い，便潜血検査，上下部消化管の内視鏡検査などを行う。Osler-Weber-Rendu病（遺伝性出血性末梢血管拡張症）では繰り返す鼻出血や消化管出血で鉄欠乏性貧血をきたす[2]。

　妊娠中や授乳中の女性では，胎児の発育や母乳中への分泌のために鉄の需要が増加している。したがって，鉄欠乏状態に傾きやすい。また，運動選手や成長期の若年者でも，筋肉量の増加などのために鉄の需要が増加している。

　わが国では少ないが，消化管の寄生虫症や，マラリアによる血管内溶血も鉄の需要量を増大させ，世界的にみると鉄欠乏性貧血の大きな原因になっている[3]（ただし，流行地域における小児への鉄剤投与はマラリア感染症のリスクを増大させる[4]）。

　稀に，ミュンヒハウゼン症候群という精神疾患で貧血がみられることがあるが，これは隠れた自己瀉血による貧血である[5]。出血源がどうしても見当たらない場合には鑑別診断に上がる。

鉄の供給の不足

　鉄の供給量の不足は，多くの場合，食事からの摂取量が不十分なために起きる（表Ⅱ-2-2）。日本人女性の鉄の平均摂取量は必要量を満たしておらず，しかも年々減少傾向にある。

　食事からの摂取量が十分にあっても，消化管からの鉄の吸収率が低下すると，体内に取り込まれる鉄は減少し，鉄の供給不足を生じる。食物中の鉄は胃酸によって一部が可溶化されたのち，主に十二指腸で吸収されている。このため，自己免疫性萎縮性胃炎による胃酸の分泌低下や（トピックス1参照），

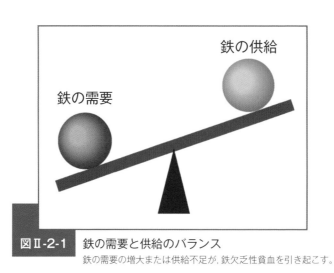

図Ⅱ-2-1　鉄の需要と供給のバランス
鉄の需要の増大または供給不足が，鉄欠乏性貧血を引き起こす。

表Ⅱ-2-1	鉄の需要増大の主な原因

●出血・失血
　・性器出血（過多月経，子宮筋腫，子宮がん，子宮内膜症など）
　・消化管出血（胃・十二指腸潰瘍，炎症性腸疾患，セリアック病，胃癌，大腸癌，痔，
　　　　　　　　大腸憩室，消化管の寄生虫症など）
　・血尿（腎・尿路系の腫瘍，出血性膀胱炎など）
　・献血，手術の際の自己血貯血
　・頻回の血液検査
　・瀉血（肝炎や多血症の治療，ミュンヒハウゼン症候群など）
　・血液透析等に伴う回路内の残血
　・大量出血を伴う外傷や外科手術
　・遺伝性の出血性素因（血友病，von Willebrand 病，Osler-Weber-Rendu 病など）
●妊娠・授乳
●成長期やスポーツ選手にみられる筋肉量の増加
●貧血回復期などにみられる赤血球造血亢進
●血管内溶血（マラリア，発作性夜間ヘモグロビン尿症，人工弁による機械的破砕など）

表Ⅱ-2-2	鉄の供給不足の主な原因

●食事からの鉄の摂取不足
　（極端な菜食主義，ダイエット，摂食障害，社会的要因による低栄養・飢餓）
●自己免疫性萎縮性胃炎（トピックス 1）
●ヘリコバクター・ピロリ菌感染
●プロトンポンプ阻害薬や H2 ブロッカーの長期使用
●胃あるいは十二指腸切除後
●セリアック病（グルテン不耐症。家族性にみられる。わが国では稀）
●慢性炎症（関節リウマチ，炎症性腸疾患，慢性感染症，慢性心不全，悪性腫瘍など。
　　　　　　インターロイキン 6 などによるヘプシジンの過剰産生）
● *TMPRSS6* 遺伝子異常（トピックス 2）

胃全摘術や十二指腸切除も，消化管からの鉄の吸収率を低下させる。ヘリコバクター・ピロリ菌の感染による萎縮性胃炎も，消化管からの鉄の吸収率を低下させ，鉄欠乏性貧血の原因になる[6]。これによる貧血は，除菌治療によって改善する[7]。

　慢性の炎症性疾患では，インターロイキン 6 などによるヘプシジン産生の増加によって消化管からの鉄の吸収が抑制されており，鉄欠乏症を合併しやすい[8]。

　このほか，遺伝的な素因による鉄の吸収障害も知られている（トピックス2）。

《トピックス 1》 悪性貧血と鉄欠乏性貧血

　悪性貧血は，自己免疫性萎縮性胃炎によってビタミン B12 の吸収に必要な内因子が分泌されず，しだいに肝臓におけるビタミン B12 の貯蔵が枯渇して巨赤芽球性貧血や神経症状をきたす疾患である。背景疾患である自己免疫性萎縮性胃炎では，胃酸分泌低下により十二指腸からの鉄の吸収率も低下しており，鉄欠乏症も合併しやすい。鉄欠乏性貧血がビタミン B12 欠乏症に先行して現れることがあり，これは小児にもみられる[9][10]。ビタミン B12 の補充による悪性貧血の治療では，造血回復期に鉄の需要が増大するため，鉄欠乏性貧血が顕在化することがある。

《トピックス 2》 遺伝性の鉄欠乏症

　遺伝的な素因よる鉄欠乏性貧血も知られている。膜型セリンプロテアーゼ(マトリプターゼ2)をコードする *TMPRSS6* 遺伝子の先天的な変異は，ヘプシジンの過剰産生を介して鉄剤不応性鉄欠乏性貧血（iron refractory iron deficiency anemia:

IRIDA）を引き起こす[11]。IRIDA は，炎症性の貧血によく似た小球性・低色素性の貧血で，血清鉄が低下するが，血清フェリチン値の低下はみられない。経口鉄剤投与では貧血の改善が乏しいが，経静脈的な鉄剤の投与で貧血の改善がみられる。わが国においても，この遺伝子の変異を伴う鉄欠乏性貧血患者が報告されている[12)13)]。

■文献
1 Rae C, Furlong W, Horsman J, et al. Bleeding disorders, menorrhagia and iron deficiency: impacts on health-related quality of life. Haemophilia. 2013; 19: 385-391.
2 Kritharis A, Al-Samkari H, Kuter DJ. Hereditary hemorrhagic telangiectasia: diagnosis and management from the hematologist's perspective. Haematologica. 2018; 103: 1433-1443.
3 Miller JL. Iron deficiency anemia: a common and curable disease. Cold Spring Harb Perspect Med. 2013; 3: 1-13.
4 Sazawal S, Black RE, Ramsan M, et al. Effects of routine prophylactic supplementation with iron and folic acid on admission to hospital and mortality in preschool children in a high malaria transmission setting: community-based, randomised, placebo-controlled trial. Lancet. 2006; 367: 133-143.
5 Zahner J, Schneider W. Munchausen syndrome in hematology: case reports of three variants and review of the literature. Ann Hematol. 1994; 68: 303-306.
6 Mulayamkuzhiyil Saju J, Mandal N, Kham NI, et al. Is Helicobacter Pylori a Reason for Unexplained Iron Deficiency Anemia: A Systematic Review. Cureus. 2022; 14: e29112.
7 Huang X, Qu X, Yan W, et al. Iron deficiency anaemia can be improved after eradication of Helicobacter pylori. Postgrad Med J. 2010; 86: 272-278.
8 Weiss G, Ganz T, Goodnough LT. Anemia of inflammation. Blood. 2019; 133: 40-50.
9 Hershko C, Camaschella C. How I treat unexplained refractory iron deficiency anemia. Blood. 2014; 123: 326-333.
10 Gonçalves C, Oliveira ME, Palha AM, et al. Autoimmune gastritis presenting as iron deficiency anemia in childhood. World J Gastroenterol. 2014; 20: 15780-15786.
11 De Falco L, Sanchez M, Silvestri L, et al. Iron refractory iron deficiency anemia. Haematologica. 2013; 98: 845-853.
12 Kodama K, Noguchi A, Adachi H, et al. Novel mutation in the TMPRSS6 gene with iron-refractory iron deficiency anemia. Pediatr Int. 2014; 56: e41-44.
13 Sato T, Iyama S, Murase K, et al. Novel missense mutation in the TMPRSS6 gene in a Japanese female with iron-refractory iron deficiency anemia. Int J Hematol. 2011; 94: 101-103.

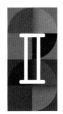

鉄欠乏・鉄欠乏性貧血の診断指針
3 鉄欠乏・鉄欠乏性貧血の診断・診断基準

鉄欠乏・鉄欠乏性貧血の診断基準

　貧血とは，赤血球に含まれるヘモグロビン濃度が基準値以下（成人男性で13g/dL，成人女性で12g/dL 未満に低下した状態である[1]。貧血は様々な成因により認められるが，このうちヘモグロビン合成に必須の鉄が不足することに起因する貧血を鉄欠乏性貧血と診断する。何らかの原因で鉄欠乏状態が続くとまず貯蔵鉄が減少し，次いで血清鉄，最後にヘモグロビン鉄が減少し貧血が明らかとなる。したがって，貧血に至る前の「潜在性鉄欠乏」状態を経て，さらに鉄欠乏が進むと鉄欠乏性貧血の発症に至ることになる。表II-3-1 に示すように，日本鉄バイオサイエンス学会は，鉄欠乏性貧血の診断基準として，貧血あり，総鉄結合能（total iron binding capacity: TIBC）360μg/dL 以上，血清フェリチン値12ng/mL 未満を，潜在性鉄欠乏の診断基準は貧血なし，血清フェリチン値12ng/mL 未満を挙げている[2]。

　実際に成長期の年齢層では，鉄の需要が亢進することから高率に鉄欠乏状態にあるものの，貧血に至る比率は高くなく，潜在性鉄欠乏に留まっている。一方，閉経前の成人女性は，月経により定期的に鉄を喪失することから，高頻度で鉄欠乏状態となり，潜在性鉄欠乏に留まらず高率に鉄欠乏性貧血を発症する。

鉄欠乏・鉄欠乏性貧血の診断のための検査

　鉄欠乏性貧血の診断には，ヘモグロビン値だけでなく生体内の鉄動態の把握が重要である。貧血診断の指標としては，ヘモグロビンおよび赤血球指標を測定する。また，貯蔵鉄欠乏の診断指標として最も重要なのは血清フェリチン値である[3][4]。さらに，TIBC は血清フェリチンに次いで特異性が高く，補助診断指標として用いられる[3][5]。

　他の指標として，トランスフェリン飽和率％［（血清鉄/TIBC）×100］（transferrin saturation: TSAT）も有用である。以下に，鉄欠乏・鉄欠乏性貧血の診断のための各検査項目について解説する。

1. ヘモグロビン・赤血球指標

　鉄欠乏の状況を知る前に，貧血の程度を知る必要がある。貧血はヘモグロビンまたはヘマトクリット値で判断するが，ヘモグロビン値を用いるのが一般的である。前述のように，ヘモグロビンの正常値は成人男性13g/dL 以上，成人女性12g/dL 以上とする[1]。ただし，年齢や妊娠の有無などによって基準値は若干異なり，思春期前小児および80歳以上では男女とも11g/dL 以上，妊娠前期と後期で11g/dL 以上，中期で10.5g/dL 以上とする（表II-3-2）。

　平均赤血球容積（mean corpuscular volume: MCV），平均赤血球ヘモグロビン量（mean corpuscular

表II-3-1　鉄欠乏性貧血の診断基準（日本鉄バイオサイエンス学会）

検査項目	ヘモグロビン（g/dL）	総鉄結合能（TIBC）（μg/dL）	血清フェリチン（ng/mL）
鉄欠乏性貧血	< 12	≧ 360	< 12
潜在性鉄欠乏	≧ 12	≧ 360 or < 360	< 12
正常	≧ 12	< 360	≧ 12

※ヘモグロビンは成人女性の基準値

表Ⅱ-3-2	ヘモグロビンの基準値

成人男性	13g/dL
成人女性	12g/dL
思春期前小児	11g/dL
80歳以上	11g/dL
妊娠中　前期・後期	11g/dL
妊娠中　中期	10.5g/dL

hemoglobin: MCH），平均赤血球ヘモグロビン濃度（mean corpuscular hemoglobin concentration: MCHC）の赤血球指標は，貧血が小球性・正球性・大球性であるか，あるいは低色素性・正色素性・高色素性であるかの判別に用いられる。本指標は，貧血の鑑別診断を行う上で有用であり，鉄欠乏性貧血では小球性低色素性貧血を呈する。一方，小球性貧血を呈するものの，鉄欠乏性貧血の基準（表Ⅱ-3-1）に合致しない場合は，多くは慢性疾患に伴う貧血が考えられるが，ヘモグロビン異常症（サラセミアなど），先天性鉄芽球性貧血などの稀な貧血の場合もある（「慢性疾患に伴う貧血」については他項参照）。また，大球性貧血の代表であるビタミンB_{12}欠乏や肝障害の存在により，鉄欠乏性貧血であっても相殺されて小球性を呈さないこともあり注意が必要である。

2. 血清フェリチン

フェリチンは高分子量の鉄を含む蛋白質で，ヘモジデリンとともに体内における鉄貯蔵蛋白質として知られている。血清中にわずかに存在する血清フェリチンは，貯蔵鉄量の指標として有用であるが[6]，その正常域はおよそ25～250ng/mLと比較的幅広く，かつ思春期～中年では男性が女性より高い。上述のように，体内の貯蔵鉄量と血清フェリチン値はよく相関すると考えられており，貯蔵鉄欠乏の診断指標として最も重要である。しかしながら，血清フェリチンは悪性腫瘍，肝障害，感染症，炎症などの存在下では貯蔵鉄量とは無関係に上昇するため，血清フェリチンが正常範囲であっても鉄欠乏が除外できない。

日本鉄バイオサイエンス学会では，血清フェリチン値に基づく鉄欠乏の基準として12ng/mL未満と定めた（表Ⅱ-3-1）。この基準はガイドラインにより若干の違いがあり，世界保健機関（WHO）では，5歳未満の小児では血清フェリチン12ng/mL未満を，5歳以上の小児・青少年・成人では15ng/mL未満を鉄欠乏の基準としている[7]。一方，血清フェリチン30ng/mL未満を鉄欠乏の基準とする報告もある[8)9]。ある報告によると，鉄欠乏の診断において血清フェリチン値のカットオフ値を12ng/mL未満とした場合，感度25%，特異度98%であるのに対し，30ng/mL未満をカットオフ値とした場合は，感度が92%と改善する一方で，特異度は98%のままであった[8]。しかし別の報告によると，血清フェリチン値のカットオフ値を15ng/mL未満とした場合，感度75%，特異度98%であるのに対し，30ng/mL未満をカットオフ値とした場合は，感度が93%と改善する一方で，特異度は75%と低下した[10]。鉄欠乏の診断における血清フェリチンの基準値に関しては，今後の更なる検討が望まれる。

3. 血清鉄

生体内には約3000～5000mgの鉄が存在するが，そのほとんどは赤血球，肝臓，筋肉，貪食細胞に存在している。血清中の鉄はこのうち約4mgであり，鉄を運搬する蛋白質である血清トランスフェリンと結合して存在している。血清鉄は日内変動があり，通常は朝に高く夜に低い値を呈する。また，鉄欠乏性貧血では血清鉄値は低下するが，慢性疾患に伴う貧血でも低下するので，鉄欠乏の診断には特異性が低い（「慢性疾患に伴う貧血」については他項参照）。

4. TIBC，TSAT

TIBCは，トランスフェリンに結合可能な鉄量を示し，血清トランスフェリン総量に相関する。したがって，「TIBC＝不飽和鉄結合能（unsaturated iron binding capacity: UIBC）＋血清鉄」となり，TIBCの正常値はおおよそ240～400μg/dLである。TIBCは鉄欠乏において増加し，前述の血清フェリチンに次いでTIBCも特異性が高いが[5]，栄養状態・加齢・炎症により低下するため注意が必要である。

TIBCと血清鉄の比で示されるTSATは「血清鉄/TIBC×100%」で計算され，鉄欠乏の評価に用いられることがある。正常値は25～30%である

が，鉄欠乏の進展に伴う血清鉄低下・TIBC 増加の結果，TSAT は低下する。これが 16% 以下となれば鉄欠乏が示唆される[11)12)]。TSAT は，血清フェリチンと並び鉄欠乏の診断に有用であり，特に炎症状態などの存在により血清フェリチン値に信頼のおけない状況下で参考となる。

5. 可溶性トランスフェリンレセプター

血清中の可溶性トランスフェリンレセプターの測定は鉄欠乏の診断にも有用であることが知られてきたが，保険診療上の制約があって，わが国では広く行われていない。造血能のよい指標とされ，溶血性貧血のような赤芽球過形成を示す状態では高値を示す。鉄欠乏でも初期から増加することが知られており[13)14)]，可溶性トランスフェリンレセプターと血清フェリチンの対数値（log 血清フェリチン）の比が 1.5 以上であれば鉄欠乏性貧血が疑われ，1.5 未満であれば慢性疾患に伴う貧血が考えられる[11)]。

6. その他

一般検査として確立されていないが，鉄欠乏の診断において注目されている検査として，網赤血球ヘモグロビン含量が挙げられる[15)]。本項目は自動分析装置で簡便に測定することができ，鉄欠乏性貧血の

診断だけでなく，血液透析患者へのエリスロポエチン投与による赤血球産生刺激に伴う鉄不足状態の把握に有用であるとして，英国のガイドラインでは推奨されている[16)]。また，生体内の鉄制御に重要なヘプシジン（他項参照）も鉄欠乏性貧血では低下し，鉄の補充により回復しうる[17)]。ヘプシジンもよいマーカーとして期待されるものの，さらなる検討が必要である。

末梢血の血液像も診断上有用であり，鉄欠乏性貧血では一般に中心の色素を欠き（central pallor），リング上で厚みの足りない像を示す（leptocyte: 菲薄赤血球）。また血球の大小不同（anisocytosis）や形の変形した赤血球（poikilocytes）を認めることもある。網状赤血球は通常正常値～やや増加する程度であるが，鉄剤治療時には急激に増加しうる。骨髄検査は侵襲が高いため鉄欠乏性貧血が疑われる症例では通常施行しないが，鉄欠乏の診断におけるgold standard である。典型例では赤芽球系過形成で，健常者では 30～50% みられる鉄可染性の赤芽球（sideroblast: 鉄芽球）が 10% 以下まで著減している[12)]。

鉄欠乏性貧血，慢性疾患に伴う貧血における各検査値の変動については「慢性疾患に伴う貧血」の項を参照。

■文献
1 Lewis SM. Reference ranges and normal values. in Lewis SM, Bain BJ, Bates I (eds): "Dacie and Lewis Practical Hematology", 9th ed, Churchill Livingstone, London, 2001, 9-18.
2 内田立身. 鉄欠乏性貧血の治療指針. 日本鉄バイオサイエンス学会治療指針作成委員会編. 鉄剤の適正使用による貧血治療指針. 改訂第2版. 札幌, 響文社, 2009. 10-17.
3 Cook JD. Clinical evaluation of iron deficiency. Semin Hematol. 1982; 19: 6-18.
4 Niitsu Y, Kohgo Y, Yokota M, et al. Radioimmunoassay of serum ferritin in patients with malignancy. Ann N Y Acad Sci. 1975; 259: 450-452.
5 Fielding J. Serum iron and iron binding capacity. Iron edited by Cook JD, Churchill Livingstone, New York; 1980, 15-43.
6 Lipshitz DA, Cook JD, Finch CA. A clinical evaluation of serum ferritin as an index of iron stores. N Engl J Med. 1974; 290: 1213-1216.
7 WHO: WHO guideline on use of ferritin concentrations to assess iron status in individuals and populations. 2020 April.
8 Mast AE, Blinder MA, Gronowski AM, et al. Clinical utility of the soluble transferrin receptor and comparison with serum ferritin in several populations. Clin Chem. 1998; 44: 45-51.
9 Camaschella C. Iron deficiency. Blood. 2019; 133: 30-39.
10 Hallberg L, Bengtsson C, Lapidus L, et al. Screening for iron deficiency: an analysis based on bone-marrow examinations and serum ferritin determinations in a population sample of women. Br J Haematol. 1993; 85: 787-798.
11 Andrews NC. Iron deficiency and related disorders. In: Greer JP, et al., eds. Wintrobe's Clinical Hematology. 12th ed. Philadelphia: Lippincott Williams & Wilkins; 2008. 810-834.
12 新津洋司郎, 小船雅義. 鉄欠乏性貧血. 三輪血液病学 第3版, 東京, 文光堂, 2006. 1000-1017.
13 Kohgo Y, Niitsu Y, Kondo H, et al. Serum transferring receptor as a new index of erythropoiesis. Blood. 1987; 70: 1955-1958.
14 Skikne BS, Flowers CH, Cook JD. Serum transferrin receptor: a quantitative measure of tissue iron deficiency. Blood. 1990; 75: 1870-1876.
15 Thomas DW, Hinchliffe RF, Briggs C, et al; British Committee for Standards in Haematology. Guideline for the laboratory diagnosis of functional iron deficiency. Br J Haematol. 2013; 161: 639-648.
16 Moretti D, Goede JS, Zeder C, et al. Oral iron supplements increase hepcidin and decrease iron absorption from daily or twice-daily doses in iron-depleted young women. Blood. 2015; 126: 1981-1989.
17 Camaschella C. Iron-Deficiency Anemia. N Engl J Med. 2015; 373: 485-486.

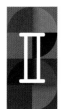

鉄欠乏・鉄欠乏性貧血の診断指針
4 鉄欠乏性貧血と鑑別すべき二次性貧血
i. 慢性疾患に伴う貧血

疾患概念

　関節リウマチなどの自己免疫疾患や炎症性腸疾患，抗酸菌や真菌などによる慢性感染症，慢性心不全，慢性腎不全，癌などの慢性疾患患者では，出血などの明確な原因が特定できない貧血がしばしば認められるが，このような貧血を総称して慢性疾患に伴う貧血（anemia of chronic disease: ACD）と呼ぶ[1]。近年の研究で ACD の主な病因は慢性炎症であることが明らかになったため，現在 ACD は慢性炎症に伴う貧血（anemia of chronic inflammation）の意味で用いられることが多い。

　ACD では鉄欠乏性貧血と同様の小球性低色素性貧血を呈することが多く，血清鉄の低下も認められるが，通常血清フェリチンは低下せず，鉄欠乏性貧血とは異なった病態である。ACD と鉄欠乏性貧血では治療方針も異なるため，両者を適切に鑑別することが重要である。

病　態

　ACD は複合的な要因で発症すると考えられており，その原因として，①赤血球寿命の短縮，②腎臓におけるエリスロポエチン（erythropoietin: EPO）産生の低下，③骨髄での赤血球造血能の低下，④骨髄における鉄の利用障害，などが挙げられている。

①赤血球寿命の短縮

　赤血球の寿命は約 120 日であるが，ACD ではしばしば 60 ～ 90 日に短縮している。マクロファージの活性化による赤血球貪食の亢進や病原体・尿毒症に由来する毒素などが原因として考えられている。

②腎臓における EPO 産生の低下

　貧血時には腎臓での EPO 産生が増加するが，慢性炎症時には IL-1 や TNFα などの炎症性サイトカインが EPO 産生を抑制することが知られており，骨髄での赤血球産生が阻害され貧血の原因となる。

③骨髄での赤血球造血能の低下

　炎症性サイトカインであるインターフェロンγなどは骨髄における造血を抑制することが知られており，これも貧血の一因となる。

④鉄の利用障害（図Ⅱ-4-i-1）

　ACD の最も大きな病因と考えられている[2]。慢性炎症では IL-6 の産生が増加しているが，IL-6 は肝臓に作用して鉄代謝調節ホルモンであるヘプシジンの産生を増加させる。ヘプシジンは細胞内から細胞外（血液中）への鉄の放出を抑制するため，マクロファージからの鉄放出，つまりマクロファージに処理された老化赤血球からの鉄リサイクルが阻害される。また，ヘプシジンは腸管上皮細胞から血液中への鉄の流れも阻害するため，ACD では腸管からの鉄吸収も低下する。これらの作用によって血清鉄は低下し，骨髄における鉄利用が障害されヘモグロビン合成が低下するため，ACD では鉄欠乏性貧血と同様の小球性低色素性貧血が発症する。

診断および鉄欠乏性貧血との鑑別

　ACD と鉄欠乏性貧血はどちらも骨髄で利用可能な鉄が減少することで発症するが，その病態は異なるため，両者の鑑別は臨床上重要である。血液検査における両者の特徴を表Ⅱ-4-i-1 に示す[3]。

　ACD と鉄欠乏性貧血ではいずれも血清鉄は低下しているが，体内鉄絶対量が低下している鉄欠乏性貧血に対して ACD では体内鉄量の減少は通常認められない。このため鉄欠乏性貧血では血清フェリチンが低下するのに対して，ACD ではフェリチン値

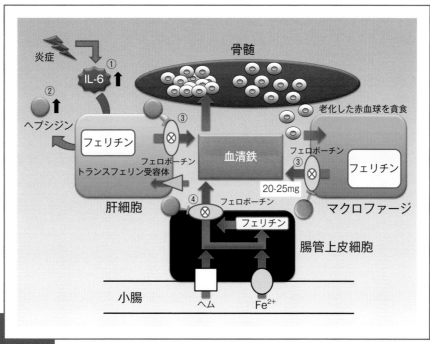

図Ⅱ-4-ⅰ-1 体内における鉄代謝と炎症時の鉄代謝ホルモンの変化

炎症によってIL-6が増加する（①）。IL-6は肝細胞に作用して，ヘプシジン産生を亢進させる（②）。ヘプシジンはフェロポーチンを抑制し，網内系マクロファージや肝細胞において細胞内から血中への鉄移動を阻害するため（③），血清鉄は低下し，細胞内鉄（フェリチン）は増加する。腸管においてフェロポーチンは腸管上皮細胞に吸収された鉄を血中に移行させる役割を持つが，ヘプシジン亢進時はこの作用が阻害され（④），結果的に腸管からの鉄吸収が低下する。

表Ⅱ-4-ⅰ-1 慢性疾患に伴う貧血と鉄欠乏性貧血の類似点・相違点

検査項目	慢性疾患に伴う貧血（ACD）	鉄欠乏性貧血
平均赤血球容積（MCV）	低下（小球性）	低下（小球性）
赤血球血色素濃度（MCHC）	低下（低色素性）	低下（低色素性）
血清鉄	低下	低下
総鉄結合能（TIBC）	正常～低下	増加
不飽和鉄結合能（UIBC）	正常～低下	増加
血清フェリチン値	正常～増加	低下
CRP	しばしば陽性	陰性
血清アルブミン値	しばしば低下	正常
可溶性トランスフェリン受容体*	正常～低下	増加
血清ヘプシジン値*	正常～増加	低下

*保険適用外検査
英国のガイドライン[3]では，特に腎透析中の患者における機能的鉄欠乏症の診断のために低色素赤血球%（%HRC，% hypo-He），および網赤血球ヘモグロビン量（CHr，Ret-He）の利用が推奨されているが，わが国では一般的ではない。

の低下は認められないのが特徴である。また，鉄欠乏性貧血では総鉄結合能（total iron binding capacity: TIBC）および不飽和鉄結合能（unsaturated iron binding capacity: UIBC）が増加するのに対して，ACDではTIBC，UIBCともに正常あるいは低下する。その他，ACDでは慢性炎症を反映してCRPの増加や血清アルブミン値の低下が認められることがある。

血清フェリチンの低下は鉄欠乏性貧血に特異的な所見であるため，フェリチン値が低値であれば鉄欠

乏性貧血は確診可能であり，ACD と鉄欠乏性貧血の鑑別は原則としてフェリチン値に注目する。しかし，出血を合併する炎症性腸疾患（領域別鉄剤使用法：消化器内科の項を参照）や慢性腎臓病（領域別鉄剤使用法：腎臓内科の項を参照）では鉄欠乏を同時に合併することもしばしば認められ，このような症例では鉄欠乏があっても血清フェリチンが明確に下がらないことがある。慢性炎症が存在する場合はフェリチン値を用いた体内総鉄量の評価が困難になるため，両者の合併が疑われる症例では原疾患を考慮しながら，慎重に状態を評価する必要がある。

治　療

　ACD の治療の基本は原疾患の治療であり，原疾患の改善に伴って貧血も軽快する。ACD の場合血清鉄は低値であるが，鉄剤を投与してもヘプシジン増加のため最終的に鉄は細胞内に移行してしまい，投与された鉄が骨髄での赤血球造血に寄与する効率は悪い。また，ACD では腸管からの鉄吸収も抑制されているため，経口鉄剤の効率も低い。このため ACD に対して鉄剤投与は基本的には推奨されない。ただ，上述のように ACD では潜在的な鉄欠乏を合併していることがあり，その場合には，鉄剤の経静脈的投与が有効なことがある[4]。ACD に鉄剤投与を行う際には，総鉄投与量とヘモグロビン値，血清フェリチン値を十分にモニターしながら投与を行い，鉄過剰に陥らないよう十分に注意する必要がある。逆に，ACD の原疾患である慢性炎症性疾患の治療が奏効した場合，鉄利用が回復すると鉄欠乏が顕在化することがあるため，治療中はヘモグロビン値，血清フェリチン値を注意深くモニターする必要がある。

　なお，関節リウマチやキャッスルマン病では抗 IL-6 受容体抗体であるトシリズマブが用いられるが，トシリズマブは IL-6 シグナルを遮断することでヘプシジン産生を大きく減少させる。このため，トシリズマブが奏効した症例では，鉄の利用障害が改善し，貧血も改善傾向となり，血清フェリチンは低下傾向となる[5)-7)]。

■文献
1 Gangat N, Wolanskyj AP. Anemia of chronic disease. Semin Hematol. 2013; 50: 232-238.
2 Nemeth E, Ganz T. Anemia of inflammation. Hematol Oncol Clin North Am. 2014; 28: 671-681, vi.
3 Thomas DW, Hinchliffe RF, Briggs C, et al. Guideline for the laboratory diagnosis of functional iron deficiency. Br J Haematol. 2013; 161: 639-648.
4 Sun CC, Vaja V, Babitt JL, et al. Targeting the hepcidin-ferroportin axis to develop new treatment strategies for anemia of chronic disease and anemia of inflammation. Am J Hematol. 2012; 87: 392-400.

5 Hashimoto M, Fujii T, Hamaguchi M, et al. Increase of hemoglobin levels by anti-IL-6 receptor antibody (tocilizumab) in rheumatoid arthritis. PLoS One. 2014; 9: e98202.
6 Song SN, Iwahashi M, Tomosugi N, et al. Comparative evaluation of the effects of treatment with tocilizumab and TNF-alpha inhibitors on serum hepcidin, anemia response and disease activity in rheumatoid arthritis patients. Arthritis Res Ther. 2013; 15: R141.
7 Nishimoto N, Kanakura Y, Aozasa K, et al. Humanized anti-interleukin-6 receptor antibody treatment of multicentric Castleman disease. Blood. 2005; 106: 2627-2632.

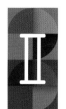

Ⅱ　鉄欠乏・鉄欠乏性貧血の診断指針
4　鉄欠乏性貧血と鑑別すべき二次性貧血
ⅱ．亜鉛と銅の欠乏に伴う貧血

はじめに

　亜鉛は，亜鉛トランスポーター（ZIP，ZnT）の同定とその機能解析から，免疫能，抗炎症作用，抗酸化作用など広く生体機能の維持に関与していることが明らかにされた[1]。食事中の含有量や，腸管での吸収などその摂取過程が鉄と多くの共通点を有するため，亜鉛が欠乏することにより鉄欠乏性貧血を合併することもある。

　またセルロプラスミン（Ceruloplasmin: CP）は，フェロキシダーゼ活性を持つ銅含有酵素であり，細胞質から輸送された第一鉄（Fe^{2+}）を第二鉄（Fe^{3+}）に酸化し，トランスフェリンへの移行を仲介している。よって，銅の欠乏により鉄の移動・利用が障害される[2]。また，経口亜鉛製剤はウィルソン病（Wilson disease: WD）の第一選択薬になったが，腸管での吸収過程で亜鉛は銅と拮抗するため同剤の長期投与によって銅欠乏を引き起こし，二次的に鉄利用障害による貧血をもたらすことも知られている。したがって，亜鉛欠乏症と銅欠乏症の臨床像の一端である貧血には鉄欠乏性貧血との共通点が多い。よってこの鉄欠乏，利用障害に至った根本的な原因を慎重に検討し，鑑別することはその治療法を選択するために非常に重要である。本項では，亜鉛，銅，CP の欠乏症の病態を，先天性と後天性に分け，鉄と微量元素欠乏症による貧血との関連について述べる（表Ⅱ-4-ⅱ-1）。

亜鉛欠乏

　亜鉛の血中濃度：正常値 $80 \sim 130\mu g/dL$，亜鉛欠乏症の診断基準では $60\mu g/dL$ 未満

　欠乏症の原因：先天性には，腸性肢端皮膚炎があり，後天性には①摂取不足（摂取する亜鉛の量が絶対的に足りない），②吸収不全（食事等により摂取した亜鉛が吸収されない），③需要増大（必要とされる亜鉛量が多くなっているのに摂取量が足りない），④排泄増加（便，汗等から過剰に排泄される）がある。

　亜鉛は十二指腸と空腸で吸収され，吸収率は20〜40%程度であり，吸収された亜鉛は血中に入りアルブミンあるいは$a2$ ミクログロブリンと結合して全身の臓器に運ばれる。亜鉛排泄の大部分は膵液中への分泌を介した糞便中が主であり，尿中への排泄は極めて少ない。

　先天性の亜鉛欠乏症である腸性肢端皮膚炎は，ZIP4 遺伝子による常染色体劣性遺伝性疾患であり，腸管での亜鉛吸収不全が起こり，口回りや肛門周囲，手足の指先などを中心に皮膚炎が生じる。また，皮膚症状以外では慢性的な下痢や脱毛などを呈する。

　後天性の亜鉛欠乏症は，食物ないし経管による補給低下による摂取不足や便，汗や尿中への排泄増加などにより発生する。また，亜鉛は腸管で鉄と同じ吸収阻害を受け，銅とは競合的吸収阻害を受ける。種子，米ぬかや小麦などの穀類，豆類などの食物由来の食品に多く含まれるフィチン酸は，亜鉛と非水溶性の複合体を作ることにより亜鉛の吸収を阻害する。このフィチン酸を含むパンを常食とするオアシスの男性住民に鉄欠乏を合併した亜鉛欠乏症が見出された[3]。その貧血自体は軽度であったが，特異的な小人症と性腺機能低下は主に亜鉛欠乏によるものとされた。

　そのほかに，低出生体重児，妊婦，高齢者は亜鉛欠乏になりやすく，また慢性肝障害，短腸症候群，糖尿病，慢性腎疾患等の疾患やキレート作用を有する薬剤の長期服用，亜鉛補充が不十分な静脈栄養・経管栄養も亜鉛欠乏の要因となる。透析中の慢性腎不全では，亜鉛欠乏に対する補充治療の有効な症例が報告された[4]。一方，味覚障害や褥瘡治療に対して亜鉛を長期大量に経口投与すると銅の腸管吸収阻

害を招来し，銅欠乏による二次的な鉄利用障害性の貧血をきたすので注意が必要である。

銅欠乏

銅の血中濃度：正常値 68 〜 128μg/dL（ただし，血清 CP 濃度も同時に測定することが勧められる。）

欠乏症の原因：先天性には，メンケス病があり，後天性には，低栄養，消化管疾患，長期の経管栄養，亜鉛の過剰投与がある。

腸管で吸収された食物中の銅は，腸管上皮細胞の銅輸送蛋白 ATP7A 依存性に血管側より門脈に出て，アルブミンなどに結合して肝臓に運ばれる。肝臓では肝細胞の銅輸送蛋白 ATP7B 依存性に CP など銅蛋白合成に利用され，過剰な銅は胆汁中に排泄される。血清中の銅は CP に含まれる分画が大部分で，アルブミンなどに結合した分画は少量である。

銅欠乏では，主要なフェロキシダーゼである CP の合成が阻害されるため，CP により第一鉄（Fe^{2+}）が酸化されずトランスフェリンへの移行が障害されるため鉄欠乏状態を呈するほか，ヘム合成系で鉄がポルフィリン環に組み込まれる際に必要な銅蛋白であるチトクローム c オキシゲナーゼの活性が低下した結果，赤芽球成熟障害が併存した複雑な貧血の病態を発症する。

先天性銅欠乏症であるメンケス病は，*ATP7A* 遺伝子変異による X 染色体劣性遺伝性疾患であり，腸管上皮細胞に吸収された銅は門脈に出ることなく，上皮細胞とともに糞便中に排出される。よってメンケス病は全身性の銅欠乏となり，生後 2 〜 3 カ月頃からけいれんなどを発症し，重度の中枢神経障害，特徴的頭髪異常，低体温などを呈する。生後 2 カ月以内に，ヒスチジン銅の経皮的投与を開始し，中枢神経障害を予防する[5]。しかし，治療開始が神経症状発症後の場合は，神経障害は全く改善しない。

後天性の銅欠乏症は，低栄養や長期の経管栄養による銅供給不足，亜鉛の過剰投与，銅過剰症である WD に対する過度の除銅治療などで発生する。症状

表II-4-ii-1 貧血を及ぼす微量元素（亜鉛，銅）欠乏症

先天性欠乏症			
項目	亜鉛	銅	
疾患名	腸性肢端皮膚炎	メンケス病	無 CP 血症
遺伝子名	*ZIP4*	*ATP7A*	*CP*
主な臨床像	肢端皮膚炎，下痢，脱毛	けいれん，特徴的頭髪異常，低体温，早期の銅投与で神経障害を予防	鉄過剰による多臓器障害：運動失調，不随意運動，網膜変性，糖尿病，認知症
貧血の特徴	正球性 亜鉛投与に反応	小球性低色素性 銅・鉄剤不応性	主に小球性低色素性 鉄飽和度は異常低値 ヘプシジン低値 鉄不応性で瀉血不耐性

後天性欠乏症		
項目	亜鉛	銅
原因（病態）	フィチン酸の摂取過剰（鉄と亜鉛の吸収障害）* 腎不全に対する維持透析**	低銅食 長期にわたる経管栄養 亜鉛による銅の吸収障害（低銅血症） WD の除銅治療後 肝硬変 低 CP 血症
主な臨床像	*小人症と性腺機能低下 **エリスロポエチン不応性貧血	味覚障害，貧血 （WD では，除銅後に鉄蓄積，稀に銅欠乏症）
貧血の特徴	正球性	多彩（他の栄養素も関与） 銅投与によく反応する WD の銅欠乏性貧血は小球性ないし正球性
関連事項	亜鉛欠乏は鉄欠乏と合併しやすい	WD は *ATP7B* 遺伝子の変異による銅過剰症

CP：ceruloplasmin，WD：Wilson disease

としては，疲労，貧血，白血球減少などがある[6]。銅欠乏による貧血は小球性から大球性まで多彩である。

無セルロプラスミン血症

血清セルロプラスミン：正常値 21 ～ 37mg/dL，無セルロプラスミン（CP）血症の診断基準では 2mg/dL 未満

欠乏症の原因：先天性には，無 CP 血症があり，後天性には低銅食，肝硬変，WD の除銅後（低 CP 血症）がある。

無 CP 血症は，CP 遺伝子の常染色体劣性遺伝性疾患であり，肝臓において CP が産生されず，中枢神経，肝臓，膵臓などを中心に多岐にわたる臓器に鉄が沈着する。この疾患は，わが国から初めて報告され，その 3 徴は，糖尿病，神経障害，網膜色素変性である[7]。CP が欠損しているため，細胞内の第一鉄（Fe^{2+}）が酸化されずトランスフェリンへの移行が障害された結果，Hb 10g/dL 前後の貧血を引き起こし 10% 前後のトランスフェリン飽和度と低ヘプシジン血症も伴う。鉄は臓器に沈着して過剰にあるにもかかわらず利用できないため，見かけ上の鉄欠乏性貧血となる。

典型的な症状経過は，10 ～ 20 歳台に鉄不応性の貧血がみられ，20 ～ 40 歳頃より糖尿病を発症し，40 ～ 50 歳台に神経障害を発症する。特に 50 歳を過ぎると認知機能が低下する。成人患者への治療は確立されていないため，治療の目的は，膵臓のラ氏島や中枢神経系への鉄蓄積とそれによる実質細胞の壊死・間質化を防ぐことである。無 CP 血症は，フェロキシダーゼ活性が低下しているため，過剰に蓄積した鉄を細胞から血液へ輸送できない結果，造血能が極めて悪い。よって瀉血による除鉄ができない。経口鉄キレート剤は肝臓からの除鉄はできるが，他臓器からの除鉄効果は確認されていない。よって早期から鉄対策を行い中枢神経系の合併症を防ぐことが大切となる[8]。幸い，本症の貧血は軽微であり，治療の対象とはならない。

WD は $ATP7B$ 遺伝子変異による銅過剰症であり銅の利用障害のため，低 CP 血症となる。除銅治療を行うとさらに血清 CP 値は低下する。多くの患者は診断時から，銅と鉄の過剰症を持っており，除銅治療による鉄蓄積が促進する[9]。WD 患者に対するトリエンチンによる除銅治療を長期にわたり受けた 37 歳の男性患者に鉄過剰と貧血が現れ，薬剤の減量により，貧血は速やかに改善された。肝機能障害と貧血を引き起こした原因として過剰な銅欠乏が疑われた[10]。したがって，WD で治療を受けている患者では，銅と鉄の状態を観察することが重要である。

文献

1 Kambe T, Hashimoto A, Fujimoto S. Current understanding of ZIP and ZnT zinc transporters in human health and diseases. Cell Mol Life Sci. 2014; 71: 3281-3295.
2 Miyajima H. Aceruloplasminemia. Neuropathology. 2015; 35: 83-90.
3 Prasad AS, Schulert AR, Miale A Jr, et al. Zinc and iron deficiencies in male subjects with dwarfism and hypogonadism but without ancylostomiasis, schistosomiasis or severe anemia. Am J Clin Nutr. 1963; 12: 437-444.
4 Fukushima T, Horike H, Fujiki S, et al. Zinc deficiency anemia and effects of zinc therapy in maintenance hemodialysis patients. Ther Apher Dial. 2009; 13: 213-219.
5 Kodama H, Fujisawa C, Bhadhprasit W. Inherited copper transport disorders: biochemical mechanisms, diagnosis, and treatment. Curr Drug Metab. 2012; 13: 237-250.
6 Imataki O, Ohnishi H, Kitanaka A, et al. Pancytopenia complicated with peripheral neuropathy due to copper deficiency: clinical diagnostic review. Intern Med. 2008; 47: 2063-2065.
7 Miyajima H, Nishimura Y, Mizoguchi K, et al. Familial apoceruloplasmin deficiency associated with blepharospasm and retinal degeneration. Neurology. 1987; 37: 761-767.
8 Tai M, Matsuhashi N, Ichii O, et al. Case of presymptomatic aceruloplasminemia treated with deferasirox. Hepatol Res. 2014; 44: 1253-1258.
9 Tatsumi Y, Kato A, Kato K, et al. The interactions between iron and copper in genetic iron overload syndromes and primary copper toxicoses in Japan. Hepatol Res. 2018; 48: 679-691.
10 Harada M, Miyagawa K, Honma Y, et al. Excess copper chelating therapy for Wilson disease induces anemia and liver dysfunction. Intern Med. 2011; 50: 1461-1464.

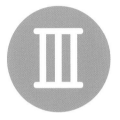

鉄欠乏・鉄欠乏性貧血の治療指針

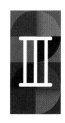

鉄欠乏・鉄欠乏性貧血の治療指針
1　鉄剤の臨床効果と使用上の注意

治療方針

　鉄欠乏性貧血を起こす背景には，出血などの体内貯蔵鉄減少を引き起こす原因が必ずあり，これを検索して処置することが根本的治療になるが，同時に，不足してしまった鉄を補うことも重要な治療戦略になる。

　鉄剤による治療を開始する前には，確実な診断が必須である。ヘモグロビン値が低く，平均赤血球容積（mean corpuscular volume: MCV）が低値で，血清鉄が低値だけでなく，血清フェリチン値が低値となっていることまで確認してから，鉄剤投与を開始すべきである。

　鉄剤の投与方法には，経口投与と静注投与の2つがある。本邦では表Ⅲ-1-1に示すような各種鉄剤が臨床の場で使用可能となっているが，基本的にはまず，経口鉄剤の投与を第一選択として検討する。

　なお，鉄剤投与が奏効することが多いため，高度の鉄欠乏性貧血であっても赤血球輸血は多くの場合回避できる[1]。

鉄剤による治療開始前に説明しておくべき事項

　鉄剤による治療開始前には，下記の点を分かりやすく患者に説明し，同意を得る。十分な理解が得られていないと，治療が中途半端に終わってしまい，再び鉄欠乏性貧血が悪化する場合もあるので，治療開始前の説明は重要であることを認識する。

①検査結果と鉄欠乏性貧血との診断の根拠
②鉄欠乏性貧血の原因と行うべき対策（内視鏡検査や婦人科的検査など必要となる追加検査）
③治療法の選択（経口，静注）
④貧血の回復に要する日数，通院する回数や受診間隔の見込み
⑤鉄剤治療による副反応
⑥治療終了後の再発の可能性，治療中止後の経過観察（血液検査）の必要性

経口鉄剤による治療

　経口鉄剤のほとんどは，かなり以前から臨床の場で用いられているものである。基本的にはクエン酸

表Ⅲ-1-1　本邦で使用可能な鉄剤

一般名	商品名	鉄含有量	1日当たり鉄量
【経口用】			
クエン酸第一鉄ナトリウム	フェロミア，クエン酸第一鉄Na，クエン酸第一鉄ナトリウム	50mg/錠 8.3%顆粒（83mg/g）	100-200mg
乾燥硫酸鉄（徐放錠）	フェロ・グラデュメット	105mg/錠	105-210mg
フマル酸第一鉄（徐放錠）	フェルム	100mg/カプセル	100mg
溶性ピロリン酸第二鉄	インクレミン	5%シロップ（6mg/mL）	年齢に応じて12-90mg
クエン酸第二鉄水和物	リオナ	約60mg/250mg錠	約120-240mg
【静注用】			
含糖酸化鉄	フェジン	40mg/2mL	40-120mg
カルボキシマルトース第二鉄	フェインジェクト	500mg/10mL	500mg（週に500mgまで）
デルイソマルトース第二鉄	モノヴァー	500mg/5mL	500-1000mg（週に1000mgまで）

第一鉄，フマル酸第一鉄，乾燥硫酸鉄といった経口鉄剤が第一選択として，これまで広く使用されてきた。しかし，これらの経口鉄剤は，悪心・嘔吐，腹痛などの消化器症状が高頻度で出現し，残念ながら長期間にわたる服用継続が難しい場合も多い。こうした消化器症状に対しては，服用時間を日中から就寝前にずらす，基本的には小児用製剤であるが溶性ピロリン酸第二鉄を用いて少量ずつの投与を行う，などの工夫もあるが，実臨床上は対応が難しい場合も多い。

本邦においては長い間，経口鉄剤には新規の製剤の登場がなかったが，最近，クエン酸第二鉄水和物（ferric citrate hydrate: FC）が実臨床の場で使用可能になった[2)3)]。この薬剤は，従来の経口鉄剤に比較して悪心・嘔吐が有意に少ないことが臨床試験で示されており，期待・注目されている。

消化管からの鉄の吸収は，様々な物質に影響されることも知られている。ビタミンCは鉄を還元型とするのを助け，鉄吸収を増加させる方向に機能する。逆に，鉄吸収阻害をきたすものとしては，日本茶や紅茶に含まれるタンニン酸，炭酸マグネシウム，胃酸分泌抑制薬（H2受容体拮抗薬，プロトンポンプ阻害薬），テトラサイクリン，ある種のセフェム系抗生剤が知られており，確認が必要である。タンニンは鉄と複合物を形成し食物中の鉄の吸収を低下させるが，経口鉄剤が含んでいる鉄量は多いため，お茶で徐放性鉄剤を服用してもヘモグロビン値の増加に影響はないとされる。その他の薬剤も鉄の吸収効率だけを考えて休薬する必要まではないことがほとんどであるが，できれば同時内服を避ける。しかしながら，しっかりと経口鉄剤を内服しているにもかかわらず鉄欠乏性貧血の改善が思わしくない場合は，併用薬剤の影響も念頭に置く必要がある。

【経口鉄剤使用上の注意】

経口鉄剤を服用すると，便が黒くなることがあるため，予め患者に説明しておいたほうがよい。

また，副作用として悪心，嘔吐，便秘，腹部不快感，腹痛，下痢などの消化器症状が認められることがあるため，過度に怖れを抱かせないよう注意しながら予め説明しておく。副作用が強ければ，服用時間を変更するなどの工夫をしてみることは有用であ

るが，どうしても服用できなければ静注鉄剤という選択肢があることも伝えておく。

経口鉄剤が奏効して鉄欠乏性貧血が改善してくるまでには少し期間を要するため，服薬を辛抱強く継続しなければならないこともよく説明する。貧血が改善し貯蔵鉄まで補充するには長期間にわたる内服が必要であるが，実際には多くの患者が十分な期間服用を続けられているわけではなく，途中で中断してしまっている例も多い。したがって，貧血改善効果が認められないときや，一度貧血が改善しても再び貧血になってしまう場合には，内服状況の詳細な確認を行うことが重要である。

なお，潰瘍性大腸炎やクローン病などの炎症性腸疾患では経口鉄剤そのものが腸管病変に悪影響を及ぼしてしまう可能性があるため，基本的には経口鉄剤を使用せず，静注鉄剤を初めから選択してもよい。

なお，ウイルス性肝炎・肝硬変では鉄が病態に悪影響を及ぼす可能性があるため，基本的には鉄剤を投与しない。

静注鉄剤による治療

経口鉄剤は，嘔気・嘔吐などの消化器症状のため内服困難な場合がある。また，例えば炎症性腸疾患などで経口鉄剤そのものが腸管病変に悪影響を及ぼしてしまうため使用できないこともある。さらに，経口鉄剤では鉄の補充量が少なく貧血の改善が臨床的に間に合わない症例も多く経験される。そのような場合には，静注鉄剤によって迅速に鉄を補充する治療が行われてきた。本邦では，これまで臨床の場で使用可能であった静注鉄剤は含糖酸化鉄のみであり，1日当たりの投与量は40〜120mgに限定されていたため，確実な鉄の補充のためには頻回の投与が必要であった。特に外来診療では通院・血管穿刺回数が多くなり，患者・医療機関側のどちらにも負担となっていた。

2020年9月から本邦でも，新規の静注鉄剤として，1回により多くの鉄を投与することが可能なカルボキシマルトース第二鉄（ferric carboxymaltose: FCM）が新たに臨床で使用可能になった[4)-6)]。さらに2023年3月から，同じく新規の高用量静注鉄剤としてデルイソマルトース第二鉄（ferric derisomaltose: FDI）も使用可能になった[7)-10)]。どちらの薬剤も，今後，幅広く臨床現場で利用され，鉄欠乏性貧血の治療に大きく寄与することが期待される。

FCM や FDI は，鉄欠乏性貧血を改善させることに加え，最近，心不全患者における効果も注目されている。海外で複数の臨床試験が行われており，各々対象となる患者群や鉄剤投与方法，観察期間などが異なるが，心不全かつ鉄欠乏を合併している患者に対する FCM や FDI の投与は，鉄欠乏を改善させ，入院回数や心血管イベントによる死亡を減少させることが示されてきている[11)12)]。注意すべきなのは，これらの臨床試験の対象となっている患者にはヘモグロビン値が低くない，つまり鉄欠乏性貧血にまでは至っていない鉄欠乏患者が含まれる点である。静注鉄剤の本邦での適応症が鉄欠乏性貧血であるため，こういった患者に実際にすぐに臨床応用できるわけではないことには注意が必要である。

【静注鉄剤使用上の注意】

静注鉄剤は経口鉄剤とは異なる注意点が出てくる。まず，鉄剤の静注ではアレルギー症状のリスクがあり，頻度的には稀であるがアナフィラキシーショックを起こすこともあるため，その点は常に念頭に置く必要がある。従来用いられている含糖酸化鉄は，生理食塩水など電解質を含む溶液で希釈しないことにも注意する。

また，経口鉄剤では，ある程度鉄不足が改善してくると必要以上には吸収されなくなるため鉄過剰に陥るリスクは少ないが，静注鉄剤は直接血液中に入るため，投与した鉄分が全て体内に入ることになる。我々の体内には鉄の能動的排泄機構がないため，必要以上に投与すると医原性鉄過剰症を引き起こしてしまい，最悪の場合，鉄過剰による臓器障害を引き

起こす可能性もあるので，過剰投与は厳に慎まなければならない。そのため，治療開始前に必要となる総鉄投与量を把握しておく必要がある。算出するための計算式としては，表Ⅲ-1-2 のようなものがある[13)14)]。ただ，新規に登場した FCM や FDI では，投与すべき総鉄量を患者の体重とヘモグロビン値から決定する表が各添付文書に記載されており，これに則って投与を行うことが決められている。

また，これまであまり注目されてこなかったが，静注鉄剤では血清リン値の低下にも注意する必要がある。静注鉄剤が負荷されると，骨細胞から fibroblast growth factor 23（FGF23）と呼ばれる因子が放出され，尿細管でのリン再吸収および消化管からのリン吸収を抑制することで，低リン血症が惹起されると考えられており，血清リン値への注意が必要である。

鉄剤の静注投与においては，血管外漏出にも十分に留意する必要がある。血管外漏出を起こすと，穿刺部位周辺だけではなく場合によってはかなりの広範囲に至るまで，褐色調の色素沈着を呈してしまう。特に，若年女性では，美容上の大きな問題ともなり得るため，痛みや腫れを感じたらすぐに声をかけてもらう，点滴側の手でスマートフォンの操作を行わないなどの説明を予め行っておくとよい。

なお，FCM と FDI については，使用する場合の保険診療上の留意点として，①経口鉄剤の投与が困難または不適当な場合に限り使用すること，②原則としてヘモグロビン値が 8.0g/dL 未満の患者に投与することとし，ヘモグロビン値が 8.0g/dL 以上の場合は，手術前，分娩に伴う大量出血（FDI のみ）等早期に高用量の鉄補充が必要であって，含糖酸化鉄による治療で対応できない患者にのみ投与すること，と記載されている。

表Ⅲ-1-2　静注鉄剤投与における総鉄投与量の計算式

	一般的な名称	計算式	特徴	文献
①	中尾の式	［2.72（16－患者ヘモグロビン値（g/dL）＋17）］×患者体重（kg）	日本人の循環血液量を 80mL/kg，貯蔵鉄量を 17mg/kg として計算。	13
②	内田の式	［2.2（16－患者ヘモグロビン値（g/dL）＋10）］×患者体重（kg）	日本人の循環血液量を 65mL/kg，貯蔵鉄量を 500mg として計算。中尾の式より少ない値になる。	14

新規に登場した鉄剤の特徴

長い間，本邦においては新しい鉄剤が臨床の場に登場してこなかったが，ここ数年で複数の薬剤が承認され，実際の臨床の場でも使用できるようになっている。

1. 新規経口鉄剤 クエン酸第二鉄水和物 ferric citrate hydrate（FC）

クエン酸第二鉄水和物製剤（ferric citrate hydrate: FC）は，新たに登場した経口鉄剤である。1日1回500mgを食直後に経口投与し，最高用量は1回500mgを1日2回まで投与できる。含まれる鉄の量は250mg錠で約60mgとなっている。本邦の鉄欠乏性貧血患者を対象とした第Ⅲ相臨床試験において，7週間投与後の平均ヘモグロビン値変化量の評価にて，クエン酸第一鉄製剤と比較して非劣性であることが証明された。経口鉄剤服用時に高頻度で認められる嘔気に関しては，FC投与群のほうが発現が少なかったことが報告されている[2]。また，最長24週間投与した際の鉄補充効果および安全性を検討する臨床試験も行われ，FCは長期間にわたって安全かつ確実に鉄補充を行えることも報告されており，今後の臨床への寄与が期待されている[3]。

2. 新規静注鉄剤 カルボキシマルトース第二鉄 ferric carboxymaltose（FCM）

FCMは，本邦では週に1度，1回500mgでの投与が認められている新規の静注鉄剤である。総投与鉄量は，患者のヘモグロビン値と体重により添付文書の簡易早見表で定められており，治療終了までの投与量上限は1500mgである。過多月経を伴う日本人鉄欠乏性貧血患者を対象に行われた第Ⅲ相試験では，投与開始12週後までのヘモグロビン最大変化量の評価で，含糖酸化鉄に対する非劣性が証明されている[5]。FCM投与群では，血清フェリチンの平均値が投与開始2週時に一過性の高値を示したが，その後徐々に低下して基準範囲内に落ち着き，高値を示した時期にも特に有害と考えられる臨床症状は認められず，安全性には問題ないと判断されている。

3. 新規静注鉄剤 デルイソマルトース第二鉄 ferric derisomaltose（FDI）

FDIは，1回に1000mg（体重50kg未満の場合は20mg/kg）まで投与可能な静注鉄剤として新規に登場した薬剤である。総投与鉄量は，患者のヘモグロビン値と体重により簡易早見表で定められており，治療終了時までの投与量上限は2000mgである。過多月経による日本人鉄欠乏性貧血患者を対象とした第Ⅲ相臨床試験では，投与開始12週後までのヘモグロビン最大変化量の評価で，含糖酸化鉄に対する非劣性が証明されている[7][8]。FCMと同様，投与早期に血清フェリチン値が基準範囲を超える高値を示したが，特に有害と思われる事象の発現はなく，その後自然に低減しており，安全性には問題ないと判断されている。

鉄剤による治療効果

経口鉄剤では，投与開始後，数日で網赤血球の増加が認められ，2週間で最高に達する。網赤血球数は，鉄が補充されたことにより骨髄で赤血球造血が活発になったことを示す指標であり，治療の有効性を判断するのに有用である。ヘモグロビン値は通常だと6〜8週で正常化することが多い。血清フェリチン値は，ヘモグロビン値が上昇してから，徐々に上昇してくる。

鉄剤投与中止の時期は，貧血が治癒し，かつ，血清フェリチン値が正常化したときである[1]。体内に入った鉄は，まずは造血回復に利用されるが，徐々に余剰の鉄ができてくると体内に貯蔵鉄として蓄えられ，血清フェリチン値が上昇してくるので，それが正常化するまでは，しっかりと鉄を補い続けるべきである。

ただ一方で，数カ月間服用し続けても血清フェリチン値が正常にならない例も多く経験される。これは，経口鉄剤による鉄の補充スピードに比較して，出血など鉄の損失スピードが相対的に速い患者と考えられ，必然的に鉄欠乏性貧血再発リスクが高い状況が続くわけであり，このような場合には静注投与に切り替えることも検討しなくてはならない。

一方，静注鉄剤，特に1回投与量が多いFCMや

FDI では，血清フェリチン値の動きが経口鉄剤とは大きく異なる。これらの薬剤投与後 1 ～ 4 週程度では，正常上限を上回る程度（400 ～ 500ng/mL 程度まで）の血清フェリチン値上昇を認めるが，この上昇は一過性であり，その後自然に低減してくる。この時期の血清フェリチン値は体内の貯蔵鉄量を正確に反映していないと考えられるため，慌てずに，その後の血清フェリチン値をモニタリングしていけばよい。

　なお，鉄欠乏性貧血による各種の自覚症状は，鉄剤投与によって急速に改善する。倦怠感，集中力がないなどの不定愁訴は，ヘモグロビン値の増加に先立って改善することがある。症状の軽快は重要であるが，症状が軽快しても鉄剤投与をすぐに止めることがないよう予め患者に伝えておくのがよい。

■ 鉄剤が効かないとき

　鉄剤の内服でヘモグロビン値の増加が認められない場合には，①服用し忘れなどで処方通りに服用していない場合，②消化器症状などで鉄剤を処方通りに服用できていない場合，③経口鉄剤では喪失される鉄を補いきれていない場合，④鉄が十分に吸収されていない場合，が想定されるが，②③④の場合には静注療法への切り替えも検討する。

　④については，最近，経口鉄剤内服が奏効しない

鉄剤不応性鉄欠乏性貧血の原因の一つとしてピロリ菌（*Helicobacter pylori*）の関与が挙げられている。ピロリ菌による萎縮性胃炎と無酸症が鉄欠乏を起こすことが示唆されており，ピロリ菌の除菌で貧血が改善する場合もある。

　また，*TMPRSS6* 遺伝子変異（Matriptase-2 蛋白異常）により，経口鉄剤は無効だが静注鉄剤に反応する鉄欠乏性貧血の存在も明らかにされている。加えて，⑤慢性炎症（慢性疾患）に伴う貧血 anemia of chronic disease（ACD）を鉄欠乏性貧血と誤診している場合，⑥鉄欠乏性貧血と ACD を合併した症例である可能性，も考える必要がある。また，⑦鉄欠乏性貧血や ACD ではない稀な小球性貧血の可能性も考える必要がある。例としては，サラセミアは鉄欠乏性貧血と同様に MCV 低値を呈し，日本ではほとんど存在しないと考えられていたが，予想以上に隠れた症例が存在することも判明してきており，鑑別診断として念頭に置く必要がある。

　さらに，頻度的には非常に稀になるが，上述の*TMPRSS6* だけではなく，*5'-aminolevulinate synthase 2*（*ALAS2*）や *DMT1* 遺伝子変異に基づく貧血も小球性貧血を呈するため，遺伝子解析も必要となり得る。そのため，しっかり経口鉄剤が服用できても，また，静注鉄剤を投与しても，治療効果が不十分と考えられる場合には，血液内科への紹介を検討していただきたい。

【コラム】新規鉄剤の本邦で行われた臨床試験について

　ここ数年の間に登場した新規鉄剤は，いずれも本邦において複数の臨床試験が行われて有用性や安全性が確認されているので，一部を紹介する。

◆クエン酸第二鉄水和物
ferric citrate hydrate（FC）

　FC は，元々は本邦で慢性腎臓病（chronic kidney disease: CKD）患者における高リン血症の治療に用いられていた薬剤である。しかし，高リン血症患者に FC を投与することで貧血を改善すること

が見出され，その機序として FC の有効成分である三価鉄が消化管で還元されて吸収され，貧血を改善したと考察される。その後，鉄欠乏性貧血患者対象の臨床試験で，従来広く使用されているクエン酸第一鉄製剤（sodium ferrous citrate: SF）を対照として，FC の有効性と安全性を検討する目的で第Ⅲ相臨床試験が実施されている[2]。

　FC 500mg（鉄として約 120mg を含有）/ 日投与群（FC-low 群：174 人），FC 1000mg/ 日投与群（FC-high 群：172 人），SF 100mg/ 日投与群（SF

群：171 人）の 3 群で行われ，7 週間の経口鉄剤投与後の平均ヘモグロビン変化量は，FC-low 群では 2.75g/dL，FC-high 群では 3.29g/dL であり，いずれも SF 群の 3.11g/dL に対して非劣性が証明された。安全性（有害事象）に関して注目すべき点は，SF 群で最も頻度が高かった嘔気に関して，SF 群では 32.7% であったのに対して，FC-low 群で 15.5%，FC-high 群で 10.5% であり，FC 投与 2 群で著明に低かったことである。嘔吐に関しても，SF 群での 15.2% に対し，FC-low 群 5.2%，FC-high 群 1.2% であり，同様に SF 群に比べ FC 群のほうが著明に低かった。経口鉄剤の一番の弱点である嘔気・嘔吐の頻度が少ないことは，実臨床に大きく寄与できると考えられ，期待される。

　鉄欠乏性貧血の治療では，ヘモグロビン値が回復した後も，貯蔵鉄が回復するまで鉄補充を継続することが推奨されるため，FC 500mg/ 日（FC-low 群：36 人）および FC 1000mg/ 日（FC-high 群：37 人）を最長 24 週間投与した臨床試験も行われている[3]。各群の平均服薬期間は 119.2 日（FC-low 群）および 114.4 日（FC-high 群）であり，服薬率は 97.3%（FC-low 群）および 92.7%（FC-high 群）と非常に高かった。血清フェリチン値は，両群とも FC 投与開始後に確実に上昇しており，最終投与時の血清フェリチン値は 41.64 ± 19.10ng/mL（FC-low 群）および 50.81 ± 48.69ng/mL（FC-high 群）であった。なお，有害事象は 58.3%（FC-low 群）および 67.6%（FC-high 群）に認められたものの，多くは軽度であり，FC 投与量に伴う違いは認められなかった。本試験の結果から，FC は長期間にわたって安全かつ確実に鉄補充を行える薬剤と考えられ，この点からも今後が大きく期待される薬剤と言える。

◆カルボキシマルトース第二鉄
　ferric carboxymaltose（FCM）

　FCM は，水和された酸化第二鉄とデキストラン非含有カルボキシマルトースの複合体である。静脈中に投与されても，フリーな鉄が急激に血液中に遊離してこないとされる。本邦では週に 1 度，1 回 500mg での投与が認められている。従来使用可能な含糖酸化鉄の 1 日最大投与量が 120mg であるので，かなり多い鉄を 1 回で投与できることになり，静脈注射の回数が少なくても鉄が確実に補充できる利点がある。総投与鉄量は，患者のヘモグロビン値と体重により添付文書の簡易早見表で定められている。

　FCM は以前から海外では広く使用されていたが，日本人において有効かつ安全に使用できることを検証するため，臨床試験が行われた。過多月経を伴う日本人鉄欠乏性貧血患者を対象に，含糖酸化鉄に対する FCM の非劣性を検証する目的で，国内第Ⅲ相試験（多施設共同無作為化非盲検並行群間比較試験）が行われた[5]。対象患者 238 例は無作為に FCM 投与群 119 例と含糖酸化鉄投与群 119 例に割り付けられた。背景疾患は，子宮筋腫が最も多く，それに続くのが子宮腺筋症であった。FCM 群では 1 回投与量 500mg を緩徐に静注または点滴静注とし，含糖酸化鉄群では 80mg もしくは 120mg を 2 分以上かけて緩徐に静注とし，患者のヘモグロビン値と体重から求めた総投与鉄量（1000mg もしくは 1500mg）に達するまで投与を続ける試験デザインで行われた。

　その結果，ヘモグロビン最大変化量は，FCM 群では 3.90g/dL，含糖酸化鉄群では 4.05g/dL であり，非劣性が証明された。Hb 値の平均値は両群共に投与開始 12 週時に最大となり，FCM 群 12.76g/dL，含糖酸化鉄群 12.99g/dL でほぼ同等であった。血清フェリチン値の平均値は，FCM 群では投与開始 2 週時に最大値 359.30ng/mL，含糖酸化鉄群では投与開始 6 週時に最大値 219.47ng/mL と動きに差が出た。しかし，こうした FCM 投与による投与早期の一過性の血清フェリチン値高値は，その後徐々に低下して，最終的には含糖酸化鉄と同等に基準範囲内に落ち着いており，高値を示した時期にも特に有害と考えられる臨床症状は認めておらず，安全性には問題ないと判断された。本試験における副作用は全体として，FCM 群 119 例中 45 例（37.8%），含糖酸化鉄群 119 例中 39 例（32.8%）に認められた。血中リン減少は各群共 20% 程度で最も頻度が高かった。

続いて消化管出血を対象として，国内第Ⅲ相試験（多施設共同非対照非盲検試験）が行われた[6]。消化管出血に起因する日本人鉄欠乏性貧血患者39例を対象とし，FCMは1回投与量として500mgを1週間以上の投与間隔で，投与前に決定した総鉄投与量（1000mgまたは1500mg）に達するまで点滴静注を行った。背景疾患は，クローン病，潰瘍性大腸炎，大腸憩室出血が全体の8割以上を占めていた。

結果としては，投与12週時までのヘモグロビン最大変化量の平均値は3.31g/dLであり，良好なヘモグロビン改善効果を示した。血清フェリチン値の平均は，投与開始2週後に417.56ng/mLと最大値を示したが，その後は徐々に低下することが確認され，やはり安全性に問題はないものと判断された。48.7%に副作用が認められ，血中リン減少9例（23.1%）が最も多かったが，重篤なものは認められなかった。

◆デルイソマルトース第二鉄
ferric derisomaltose（FDI）

FDIは，酸化第二鉄と，免疫原性の低い低分子直鎖状オリゴ糖であるデルイソマルトースから成るマトリックス組成の複合体である。体内に静脈内投与されても，血液中に鉄の遊離を起こしにくく，網内系細胞に取り込まれてから鉄が遊離され利用されるため，1回に1000mg（体重50kg未満の場合は20mg/kg）まで投与可能な静注鉄剤である。総投与鉄量は2000mg（体重50kg未満の場合は1000mg）まで可能であり，投与回数が少なく，1～2回の投与で確実に鉄が補えるという利点がある。総投与鉄量は，患者のヘモグロビン値と体重により簡易早見表で定められている。

過多月経による日本人鉄欠乏性貧血患者356例を対象とした国内第Ⅲ相試験では，FDI群（n=237）と含糖酸化鉄群（n=119）に2：1で無作為に割り付けされ，FDIは体重50kg以上の患者には1日1回1000mgでの投与が行われた[7][8]。投与開始12週後までのヘモグロビン最大変化量は，FDI群4.33 ± 0.05g/dL，含糖酸化鉄群4.27 ± 0.08g/dLとなり，FDIの含糖酸化鉄に対する非劣性が証明されている。本試験における血清フェリチン値は，FDI群では投与開始1週後に最大（402.10 ± 207.99ng/mL），含糖酸化鉄群では投与開始4週後に最大（131.57 ± 77.27ng/mL）となった。FDI群は，FCMと同様，投与早期に血清フェリチン値が基準範囲を超えていたが，特に有害と思われる事象の発現はなく，その後低減し投与開始4週後には182.02ng/mLとなっているため，安全性には問題ないと判断されている。副作用の発現率はFDI群で46.8%（111/237例）であり，主なものとして発熱8.4%，蕁麻疹8.0%，低リン血症5.9%などが認められた。低リン血症の発現頻度は，含糖酸化鉄群の55.5%に比較して大幅に低くなっていることは特筆すべき点と考えられる。

また，18歳以上の消化管障害に伴う日本人鉄欠乏性貧血患者40例（ヘモグロビン値11.0g/dL未満）を対象としたopen-label試験も実施されており，bolus静注と点滴静注の2群に3：1で無作為に割り付け，患者ごとの総投与鉄量に達するまでFDIが投与された[9]。Bolus静注群では1日1回500mgまでの投与だが，点滴静注では体重50kg以上の患者には1日1回1000mgでの投与も行われている。ベースラインから投与開始12週後までのヘモグロビン最大変化量はbolus静注群4.27 ± 1.18g/dL，点滴静注群4.49 ± 2.52g/dLとなり，両群および全体においてヘモグロビンの有意な上昇が認められている。本試験では，血清フェリチン値はbolus静注群では投与開始2週後に最大（521.79 ± 407.52ng/mL），点滴静注群では投与開始1週後に最大（517.70 ± 274.56ng/mL）となっているが，いずれも5～6週後以降に基準範囲まで低減している。

■文献

1 小船雅義. 鉄剤の臨床効果と使用上の注意. p44-49. 日本鉄バイオサイエンス学会治療指針作成委員会（編）. 鉄剤の適正使用による貧血治療指針改訂［第3版］, 札幌, 響文社, 2015.

2 Komatsu N, Arita K, Mitsui H, et al. Efficacy and safety of ferric citrate hydrate compared with sodium ferrous citrate in Japanese patients with iron deficiency anemia: a randomized, double-blind, phase 3 non-inferiority study. Int J Hematol. 2021; 114: 8-17.

3 小松則夫, 秋澤忠男, 有田好城, ほか. 鉄欠乏性貧血患者を対象とした ferric citrate hydrate の鉄補充効果. 臨床血液 2021; 62: 1583-1592.

4 Ikuta K, Shimura A, Terauchi M, et al. Pharmacokinetics, pharmacodynamics, safety, and tolerability of intravenous ferric carboxymaltose: a dose-escalation study in Japanese volunteers with iron-deficiency anemia. Int J Hematol. 2018; 107: 519-527.

5 Ikuta K, Hanashi H, Hirai K, et al. Comparison of efficacy and safety between intravenous ferric carboxymaltose and saccharated ferric oxide in Japanese patients with iron-deficiency anemia due to hypermenorrhea: a multi-center, randomized, open-label noninferiority study. Int J Hematol. 2019; 109: 41-49.

6 Ikuta K, Ito H, Takahashi K, et al. Safety and efficacy of intravenous ferric carboxymaltose in Japanese patients with iron-deficiency anemia caused by digestive diseases: an open-label, single-arm study. Int J Hematol. 2019; 109: 50-58.

7 Kawabata H, Tamura T, Tamai S, et al; Study Group. Correction to: Intravenous ferric derisomaltose versus saccharated ferric oxide for iron deficiency anemia associated with menorrhagia: a randomized, open-label, active-controlled, noninferiority study. Int J Hematol. 2022; 116: 976-977.

8 Kawabata H, Tamura T, Tamai S, et al; Study Group. Intravenous ferric derisomaltose versus saccharated ferric oxide for iron deficiency anemia associated with menorrhagia: a randomized, open-label, active-controlled, noninferiority study. Int J Hematol. 2022; 116: 647-658.

9 Kawabata H, Tamura T, Tamai S, et al; Study Group. Intravenous ferric derisomaltose for iron-deficiency anemia associated with gastrointestinal diseases: a single-arm, randomized, uncontrolled, open-label study. Int J Hematol. 2022; 116: 846-855.

10 Sugimura M, Ohtani Y, Tamai S, et al. Ferric derisomaltose for the treatment of iron deficiency anemia with postpartum hemorrhage: Results of a single-arm, open-label, phase 3 study in Japan. J Obstet Gynaecol Res. 2023; 49: 946-955.

11 Kalra PR, Cleland JGF, Petrie MC, et al; IRONMAN Study Group. Intravenous ferric derisomaltose in patients with heart failure and iron deficiency in the UK (IRONMAN): an investigator-initiated, prospective, randomised, open-label, blinded-endpoint trial. Lancet. 2022; 400: 2199-2209.

12 Ponikowski P, Kirwan BA, Anker SD, et al; AFFIRM-AHF investigators. Ferric carboxymaltose for iron deficiency at discharge after acute heart failure: a multicentre, double-blind, randomised, controlled trial. Lancet. 2020; 396: 1895-1904.

13 中尾喜久, 衣笠恵士, 前川正, ほか. 鉄欠乏性貧血の治療, とくに非経口鉄剤の応用について. 日本臨床1956; 14: 843-852.

14 内田立身, 河内康憲, 渡辺礼香, ほか. 鉄欠乏性貧血の静注療法における鉄投与量の再検討. 臨床血液1996; 37: 123-128.

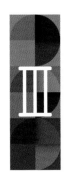

鉄欠乏・鉄欠乏性貧血の治療指針
2 領域別鉄剤使用法
ⅲ. 腎臓内科
慢性腎臓病（CKD）に伴う鉄欠乏・鉄欠乏性貧血について

はじめに

造血のプロセスにおけるエリスロポエチンと鉄の役割を考えれば，貧血を伴う慢性腎臓病（chronic kidney disease: CKD）患者における鉄の評価および，補充は非常に重要である。また，CKD患者においては絶対的鉄欠乏と機能性鉄欠乏患者も混在しており，それぞれが鉄剤や腎性貧血治療薬の投与を受けている。従来腎性貧血治療薬は，注射薬である赤血球造血刺激因子製剤（erythropoiesis-stimulating agent: ESA）しかなかったが，近年経口薬である低酸素誘導因子-プロリン水酸化酵素（hypoxia inducible factor-proline hydroxylase: HIF-PH）阻害薬の臨床使用が可能となった。HIF-PH阻害薬は，エリスロポエチン（erythropoietin: EPO）遺伝子の発現を誘導することにより内因性EPO産生を刺激し造血を促す。これに加え，鉄の吸収・輸送を司るdivalent metal transporter（DMT）-1, duodenal cytochrome B（DCytB），トランスフェリン，トランスフェリン受容体，セルロプラスミン遺伝子発現を誘導することにより，消化管からの鉄の吸収を亢進させるとともに，ヘプシジンの発現抑制を介して体内に存在する貯蔵鉄の造血系への供給を促進し，貧血を改善させる[1]。よって，HIF-PH阻害薬の登場により，CKD患者における鉄の適切な評価と補充は以前よりも注目されている。

CKD患者が鉄欠乏に至る原因

絶対的鉄欠乏の原因：CKD患者の多くは腎性貧血を伴い，ESAまたはHIF-PH阻害薬の投与を受けている。これらの貧血治療薬は造血を誘導する際に鉄を消費する。なかでもHIF-PH阻害薬は直接鉄の輸送や消化管からの吸収を司る遺伝子を誘導し，鉄の造血系への利用を亢進させる機能があるため，投与中に絶対的鉄欠乏に至る症例もある。また，血液透析患者は定期的な採血や回路内・透析膜内への残血に伴う失血（鉄として年間400〜500mg喪失）が報告されているため[2]，透析医療自体が透析患者の絶対的鉄欠乏の原因となる可能性がある。

機能性鉄欠乏の原因：機能性鉄欠乏とは，生体内に十分な貯蔵鉄が存在するにもかかわらず，その鉄が有効な造血に利用できない環境である。臨床的には血清フェリチン値は正常もしくは増加しており，通常，トランスフェリン飽和度（transferrin saturation: TSAT）20％未満で診断することができる[3]。CKD患者は腎臓からの排泄障害や，尿毒症環境，過剰な鉄投与また透析医療に由来する炎症（血液と透析膜の接触，汚染された透析液）などに伴う高サイトカイン血症によって，健常者より鉄の調節因子であるヘプシジンが高値を示すことが報告されている[4]。よって，多くのCKD患者が機能性鉄欠乏を伴っている可能性がある。近年，基礎的な研究[5]や臨床的な研究[6]から，機能性鉄欠乏は，EPOの相対的欠乏と同様に，CKD患者における貧血の発症・進展に強く関与している可能性が指摘されている。さらに，大規模観察研究によって，機能性鉄欠乏を伴う血液透析患者[7]，腹膜透析患者[8]，および保存期CKD患者において[9]，心血管系合併症や死亡のリスクが高いことも示されている。

CKD患者における鉄欠乏の疫学

ブラジル・フランス・ドイツ・米国における5,145人のステージ3-5に相当する保存期CKD患者を対象とした調査では[10]，血清フェリチン値が50ng/

表Ⅲ-2-ⅰ-1	保存期 CKD 患者における血清フェリチン値・TSAT 値と総死亡のリスク

HR (95% CI)		TSAT %				
		≦ 20	21-25	26-35	36-45	≧ 46
フェリチン (ng/mL)	≧ 300	1.71 (1.16-2.54)	1.59 (0.98-2.56)	1.27 (0.8-2.00)	1.11 (0.61-2.03)	1.79 (0.80-3.99)
	100-299	1.44 (0.98-2.10)	1.34 (0.88-2.05)	1 (ref)	0.84 (0.46-1.50)	1.74 (0.50-6.09)
	< 100	1.34 (0.97-1.85)	1.42 (0.95-2.14)	1.21 (0.75-1.94)	0.51 (0.15-1.79)	1.61 (0.43-6.02)

HR：ハザード比　　　　　　　　　　　　　　　　　（文献 10 からの引用，一部変更）

mL 未満に相当する患者は 15%，50-99ng/mL に相当する患者は 23%，TSAT が 15% 以下の患者は 18%，16-20% に相当する患者は 21% 存在することが示されている。このうち，血清フェリチン値が 100ng/mL 未満かつ TSAT が 20% 未満に該当する患者は 21% 存在することが報告されている。よって，約 2 割の保存期 CKD 患者が鉄補充の対象となる可能性がある。また，本研究では血清フェリチン値が低い症例では推算糸球体濾過量（eGFR）が高く，TSAT が低い症例では eGFR が低い傾向を示していた。この結果は，CKD の進行に伴い機能性鉄欠乏を伴う患者の割合が増加することを示唆している。

　また，日本透析医学会が発表している『図説：わが国の慢性透析療法の現況（2022 年度版）』では，2022 年の時点での血液透析患者の平均フェリチン値は 142ng/mL であり，血清フェリチン値が 50ng/mL 未満の症例は 27.9% 存在した。また，平均 TSAT 値は 27.0% で，TSAT 値が 20% 未満の患者は 31.8% 存在した。これらの検討では，それぞれの患者における貧血の程度や鉄剤を含む貧血治療薬使用の有無との関連については検証されていないが，CKD 患者の中にも鉄剤の補充を必要とする絶対的鉄欠乏の患者が一定数存在することと，腎機能の低下に伴い機能性鉄欠乏を伴う患者が増加することを示している。

CKD 患者における鉄関連因子と生活の質・生命予後との関連

　先述の保存期 CKD 患者を対象とした観察研究では[10]，低 TSAT 値（15% 未満）を示す CKD 患者で

は心血管系合併症死亡や総死亡のリスクが高いことが示されている。一方で，血清フェリチン値と TSAT 値を組み合わせた検討では，鉄過剰を伴う患者群（フェリチン≧300ng/mL かつ TSAT≧46%，および，フェリチン100-299ng/mLかつTSAT≧46%）と，機能性鉄欠乏（フェリチン≧300ng/mL かつ TSAT ≦ 20%）を伴う患者群の総死亡のリスクが最も高いことが示されている（表Ⅲ-2-ⅰ-1）。また，2,513 人の CKD 患者を対象に行った調査では[11]，kidney disease quality of life（KDQOL)-36 で評価した身体的スコア（physical component summary: PCS）は，血清フェリチン値 50-299ng/mL かつ TSAT 20-30% の患者と比較すると，絶対的鉄欠乏（血清フェリチン値 50ng/mL 以下かつ TSAT 20% 未満）と機能性鉄欠乏（血清フェリチン 300ng/mL 以上かつ TSAT 20% 未満）の患者群で有意に低値を示していた。これらの結果から，生命予後を考慮すると CKD 患者は鉄過剰と機能性鉄欠乏を避け，生活活動性を考慮すると絶対的鉄欠乏と機能性鉄欠乏を避けるのが望ましいことが推測される。

CKD 患者における高用量鉄補充の功罪

　近年，心不全を伴う患者への静注鉄剤の有効性に関連した報告が続いている。鉄欠乏（血清フェリチン 100ng/mL 未満，または血清フェリチン 100-300 ng/mL かつ TSAT 20% 未満）を伴う心不全患者を対象に，4 週間毎にカルボキシマルトース第二鉄 200mg を 24 週間静注投与した群とプラセボ群との比較では，静注鉄剤投与群において心不全関連症状の改善が得られたと報告されている[12]。一方で，同

表Ⅲ-2-i-2 心不全患者における鉄関連因子と総死亡のリスク

	フェリチン ＜30ng/mL	フェリチン 30-99ng/mL	フェリチン 100-299ng/mL	フェリチン ≧300ng/mL
TSAT ≧ 20%	死亡率：24% HR:0.85（0.59-1.23）	死亡率：27% HR:0.98（0.83-1.16）	死亡率：29% HR:1.00（ref）	死亡率：41% HR:1.68（1.36-20.9）
TSAT ＜ 20%	死亡率：35% HR:1.37（1.13-1.65）	死亡率：38% HR:1.45（1.24-1.69）	死亡率：44% HR:1.82（1.53-2.17）	死亡率：65% HR:3.37（2.57-4.42）

HR：ハザード比　　　　　　　　　　　　　　　　　　　　　　　（文献15からの引用，一部変更）

様の鉄欠乏を伴う心不全患者を対象に経口鉄剤（iron polysaccharide 150mg × 2回／日）投与群とプラセボ群を比較した検討では，経口鉄補充では心不全症状の改善効果が得られていない[13]。これらの結果から，高用量の静注鉄剤投与のみが，心不全の症状改善につながる可能性が示唆される。

CKD患者の中には心血管系合併症を伴う患者も多く存在するため，高用量静注鉄剤投与の有効性や安全性に関しては長年議論されてきた。2,141人の血液透析患者を対象とした多施設ランダム化比較試験では[14]，対象患者を高用量静注鉄剤補充群（400mg／月）と低用量静注鉄剤補充群（0-400mg／月）の2群間で，平均観察期間2.1年間にわたり，非致死的心筋梗塞，非致死的脳梗塞，心不全に伴う入院，死亡，ESAの使用量の変化を比較している。本試験では，高用量静注鉄剤投与群は死亡や非致死的心筋梗塞のリスクは低く，ESA使用量は有意に低かったことを示している。本研究の結果からも高用量の静注鉄剤の有効性が示唆される。

一方で，これら研究においていくつかの問題点も指摘されている。最も大きな懸念事項はその観察期間が短い点である。経静脈的に短時間に高用量投与された鉄の中で，造血系に利用される量は限定的であり，投与された多くの鉄は，様々な組織や臓器に偏在化・蓄積し，細胞や組織に障害を与える可能性が懸念される。これら鉄の沈着が臨床的な有害事象や生命予後に影響を与えるには時間がかかり，短期間の観察で安全性を評価するのは困難である。

前項でも述べた通り，CKD患者においても鉄過剰状態にある患者は予後が不良であることが示されている（表Ⅲ-2-i-1）。また，4,422人の心不全患者を対象とし9年間蓄積されたレジストリーにおける解析でも，CKD患者と同様に，鉄過剰（フェリチン300ng/mL以上かつTSAT 20%以上）と機能性鉄欠乏（フェリチン300ng/mL以上かつTSAT 20%未満，またはフェリチン100-299ng/mLかつTSAT 20%未満）を伴う患者群の死亡リスクが高いことが示されている（表Ⅲ-2-i-2）[15]。

高用量の静注鉄補充は，一時的な貧血改善効果や心不全症状の改善が期待できるものの，長期間にわたり繰り返せば鉄過剰に至るリスクが高いため，投与に際してはフェリチンやTSATを確認し，その必要性を判断すべきである。高用量の静注鉄補充の安全性は，さらに長期間観察された試験による検証が求められている。

鉄補充の対象となるCKD患者と具体的な鉄補充方法

日本透析医学会が発表している腎性貧血治療ガイドラインでは[16]，貧血を伴い，絶対的鉄欠乏状態（血清フェリチン値 <50ng/mL）にあるCKD患者には，貧血治療薬に先行して鉄を補充することが推奨されている。さらに，貧血治療薬を適正に使用しても目標Hb値が維持できない患者のうち，血清フェリチン値が100ng/mL未満かつTSATが20%未満の患者においては，鉄補充を考慮することも推奨されている。これは貧血治療薬を使用する前に絶対的鉄欠乏を除外するとともに，貧血治療薬投与による造血系の鉄需要増加に伴う鉄欠乏を予防するために推奨されている。よってガイドラインにも示されている通り，鉄補充を受けていなくても貧血治療中のCKD患者においては定期的（3カ月に1度）な鉄評価が求められている。

近年発表された鉄欠乏と鉄補充に関連したWHOのガイドラインでは，一般的な成人では鉄欠乏を血清フェリチン値が15ng/mL未満と設定し，炎症を

伴う可能性がある患者においては血清フェリチンが70ng/mL 未満と設定している[17]。よって，絶対的鉄欠乏や機能性鉄欠乏患者が混在する CKD 患者において，貧血治療薬投与前に鉄補充が必要な患者として血清フェリチン値50ng/mL 未満は妥当な設定と考えられる。

具体的な鉄の補充経路に関しては，血液透析患者は投与経路が得やすいことから静注鉄剤の投与が推奨されていたが，近年では経口鉄剤でも透析患者の鉄欠乏は十分改善することが明らかになっているため，全ての CKD 患者において，患者の状態を考慮して経口・静注鉄剤を選択することが推奨されている。ただし，経口鉄剤でも静注鉄剤でも漫然とした鉄の投与は鉄過剰症に至る可能性があるため，鉄剤投与中も十分な鉄の評価を行い，過剰傾向にあれば減量や中止する必要がある。なお，血清フェリチン値が300ng/mL 以上の患者には鉄補充は推奨されていない。

■最後に

CKD 患者における鉄管理や鉄補充においては，絶対的鉄欠乏と機能性鉄欠乏をしっかり診断する必要がある。絶対的鉄欠乏患者においては鉄補充が優先される。一方で機能性鉄欠乏の患者における高用量の静注鉄補充は，一時的な貧血改善効果や心不全症状の改善等が報告されているものの，長期間繰り返すことにより鉄過剰に至る可能性がある。本項でも述べた通り，鉄過剰や機能性鉄欠乏を伴う CKD 患者や心不全患者は死亡のリスクが高いことが報告されているために，これらの患者における鉄管理には十分な注意が必要である。

■文献

1 Locatelli F, Fishbane S, Block GA, et al. Targeting Hypoxia-Inducible Factors for the Treatment of Anemia in Chronic Kidney Disease Patients. Ain J Nephrol. 2017; 45: 187-199.

2 Tsukamoto T, Matsubara T, Akashi Y, et al. Annual Iron Loss Associated with Hemodialysis. Am J Nephrol. 2016; 43: 32-38

3 Pasricha SR, Tye-Din J, Muckenthaler MU, et al. Iron deficiency. Lancet. 2021; 397: 233-248.

4 Kuragano T, Shimonaka Y, Kida A, et al. Determinants of hepcidin in patients on maintenance hemodialysis: role of inflammation. Am J Nephrol. 2010; 31: 534-540.

5 Kimura T, Kuragano T, Yamamoto K, et al. Deregulated iron metabolism in bone marrow from adenine-induced mouse model of chronic kidney disease. Int J Hematol. 2019; 109: 59-69.

6 Sonkar SK, Singh NK, Sonkar GK, et al. Association of hepcidin and anemia in early chronic kidney disease. Saudi J Kidney Dis Transpl. 2019; 30: 315-324.

7 Kuragano T, Joki N, Hase H, et al. Low transferrin saturation (TSAT) and high ferritin levels are significant predictors for cerebrovascular and cardiovascular disease and death in maintenance hemodialysis patients. PLoS One. 2020; 15: e0236277

8 Luo D, Zhong Z, Qiu Y, et al. Abnormal iron status is associated with an increased risk of mortality in patients on peritoneal dialysis. Nutr Metab Cardiovasc Dis. 2021; 31: 1148-1155.

9 Awan AA, Walther CP, Richardson PA, et al. Prevalence, correlates and outcomes of absolute and functional iron deficiency anemia in nondialysis-dependent chronic kidney disease. Nephrol Dial Transplant. 2021; 36: 129-136.

10 Guedes M. Muenz DG, Zee J, et al; CKDopps Investigators. Serum Biomarkers of Iron Stores Are Associated with Increased Risk of All-Cause Mortality and Cardiovascular Events in Nondialysis CKD Patients, with or without Anemia. J Am Soc Nephrol. 2021; 32: 2020-2030.

11 Guedes M, Muenz D, Zee J, et al. Serum biomarkers of iron stores are associated with worse physical health-related quality of life in nondialysis-dependent chronic kidney disease patients with or without anemia. Nephrol Dial Transplant. 2021; 36: 1694-1703.

12 Anker SD, Comin Colet J, Filippatos G, et al; FAIR-HF Trial Investigators. Ferric carboxymaltose in patients with heart failure and iron deficiency. N Engl J Med. 2009; 361: 2436-2448.

13 Lewis GD, Malhotra R, Hernandez AF, et al; NHLBI Heart Failure Clinical Research Network. Effect of oral iron repletion on exercise capacity in patients with heart failure with reduced ejection fraction and iron deficiency: The IRONOUT HF Randomized Clinical Trial. JAMA. 2017; 317: 1958-1966.

14 Macdougall IC, White C, Anker SD, et al; PIVOTAL Investigators and Committees. Intravenous Iron in Patients Undergoing Maintenance Hemodialysis. N Engl J Med. 2019; 380: 447-458.

15 Masini G, Graham FJ, Pellicori P, et al. Criteria for Iron Deficiency in Patients With Heart Failure. J Am Coll Cardiol. 2022; 79: 341-351.

16 日本透析医学会雑誌 2016; 49(2): 89-158.

17 World Health Organization. WHO guideline on use of ferritin concentrations to assess iron status in individuals and populations. 2020.
https://www.ncbi.nlm.nih.gov/books/NBK569880/

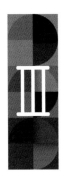
ⅲ. 消化器内科

消化器疾患における鉄剤使用

▌消化器疾患における鉄欠乏

　消化管からの出血は，鉄欠乏性貧血の主因の1つである。消化器症状を伴わない場合においても，原因検索のための消化管検査を行ったところ37%に出血源(潰瘍，悪性腫瘍等)が認められたとの報告がある[1]。炎症性腸疾患(inlfammatory bowel disease: IBD)，悪性腫瘍や慢性肝疾患では，消化管からの出血に加えて網内系における鉄再利用障害による貧血（anemia of chronic disease: ACD）が背景に存在する場合があり，鉄剤投与により鉄過剰症が惹起される可能性がある。また出血源がなくとも，*Helicobacter pylori* の長期感染が鉄吸収を妨げ鉄欠乏性貧血の原因となることが明らかとなっている[2]。消化器疾患における鉄欠乏の治療においては，背景疾患の治療と鉄の投与経路ならびに投与量に留意する必要がある。

▌消化管出血

　胃・十二指腸潰瘍あるいは胃食道逆流症(gastroesophageal reflux disease: GERD)では，原因疾患に対する治療薬に加えて鉄剤の投与を行う。経口鉄剤の副作用には消化器症状が多く，また便が黒色となり，潰瘍の病勢判断が困難となるため，急性期には静注療法を行う。経口鉄剤での治療時には，プロトンポンプ阻害薬やH2受容体拮抗薬による鉄吸収低下を念頭に置く必要がある。このほかに，小腸ダブルバルーン内視鏡とカプセル内視鏡の普及により，非ステロイド性消炎鎮痛薬（non-steroidal anti-inflammatory drugs: NSAIDs）や低用量アスピリンに起因する小腸粘膜障害と診断される症例が増加している。特に高齢者における鉄欠乏性貧血例

では薬剤使用歴の問診が重要である。

▌*Helicobacter pylori* 感染

　経口鉄剤不応性の鉄欠乏性貧血のうち，消化器疾患としては *Helicobacter pylori* 感染が挙げられる。胃液の pH 上昇などによる鉄吸収の阻害によって，出血がなくとも鉄欠乏性貧血を発症し得る。除菌療法が成功した場合には鉄吸収が回復し，鉄欠乏性貧血が改善することが報告されている。

▌慢性肝疾患

　ウイルス性慢性肝炎，アルコール性肝障害，非アルコール性脂肪肝炎（nonalcoholic steatohepatitis: NASH），自己免疫性肝炎や原発性胆汁性肝硬変などの慢性肝疾患においては，過剰鉄による肝細胞障害の増悪に留意する必要がある[3][4]。特にC型慢性肝炎と NASH においては消化管からの鉄吸収が亢進するとの報告もあり[5][6]，十分な鉄貯蔵を目指すのではなく，鉄剤投与量を必要最低限とするのが望ましい。血清 ALT，AST 値と Hb 値をモニタリングし，可能であれば血清フェリチン値が20～30ng/mL に上昇したところで，一旦鉄剤の休薬を検討する。

▌IBD

　潰瘍性大腸炎やクローン病などの IBD では消化管出血のみならず摂食不足や吸収障害により，鉄欠乏状態が高頻度で認められる[7]。一方で，免疫抑制薬による骨髄抑制あるいは ACD を合併することが稀ではない。ACD の発症機序としては，炎症性サ

表Ⅲ-2-ii-1	炎症性腸疾患患者における貧血の治療

1	炎症性腸疾患の貧血治療は，まず原病の炎症を抑えることである。
2	経口鉄剤の投与はときに病状の悪化・再燃の原因となることがあり，鉄剤は原則として静注が望ましい。
3	静注鉄剤は，次の場合絶対適応となる。
	1）Hb < 10g/dL
	2）経口鉄剤が嘔気などで服用できない場合
	3）経口鉄剤に反応しない場合

イトカインによる赤芽球前駆細胞の増殖抑制，エリスロポエチンの産生低下に加えて，ヘプシジンの産生増加による網内系からの鉄放出障害（鉄再利用障害）が知られている[8]。したがって，IBD 患者における貧血治療は原疾患の改善が優先される。経口鉄剤は腸管炎症の増悪をきたすため，鉄剤の使用を要する場合には静注で投与を行う。IBD 患者においては，静注鉄剤が経口鉄剤に比べて早期から長期間にわたり効果を発現し，また投与に伴う有害事象が少ないことが報告されている[9]。表Ⅲ-2-ii-1 に IBD

における鉄剤の使用法を示す[10]。

最近，一度に 500 ～ 1000mg の静注投与ができるカルボキシマルトース第二鉄やデルイソマルトース第二鉄が使用可能となり，治療の選択肢に加わった。連日の通院が困難な症例に適しているが，鉄過剰症の発生に注意し，症例背景因子（体重，Hb 値）に応じて投与量と投与回数を調節する必要がある。具体的な投与方法については，本書の他項を参照されたい。

■文献
1 Annibale B, Capurso G, Chistolini A, et al. Gastrointestinal causes of refractory iron deficiency anemia in patients without gastrointestinal symptoms. Am J Med. 2001; 111: 439-445.
2 日本消化器病学会 Helicobacter pylori 治験検討委員会. Helicobacter pylori 治験ガイドライン. 日消誌 1999; 96: 199-207.
3 Kato J, Kobune M, Nakamura T, et al. Normalization of elevated hepatic 8-hydroxy-2'-deoxyguanosine levels in chronic hepatitis C patients by phlebotomy and low iron diet. Cancer Res. 2001; 61: 8697-8702.
4 Tanaka S, Miyanishi K, Kobune M, et al. Increased hepatic oxidative DNA damage in patients with nonalcoholic steatohepatitis who develop hepatocellular carcinoma. J Gastroenterol. 2013; 48: 1249-1258.
5 Nishina S, Hino K, Korenaga M, et al. Hepatitis C virus-induced reactive oxygen species raise hepatic iron level in mice by reducing hepcidin transcription. Gastroenterology.

2008; 134: 226-238.
6 Hoki T, Miyanishi K, Tanaka S, et al. Increased duodenal iron absorption through up-regulation of divalent metal transporter 1 from enhancement of iron regulatory protein 1 activity in patients with nonalcoholic steatohepatitis. Hepatology. 2015; 62: 751-761.
7 Gisbert J, Gomollón F. Common misconceptions in the diagnosis and management of anemia in inflammatory bowel disease. Am J Gastroenterol 2008; 103: 1299-1307.
8 Nemeth E, Rivera S, Gabayan V, et al. IL-6 mediates hypoferremia of inflammation by inducing the synthesis of the iron regulatory hormone hepcidin. J Clin Invest. 2004; 113: 1271-1276.
9 Abhyankar A, Moss AC. Iron Replacement in Patients with Inflammatory Bowel Disease: A Systematic Review and Meta-analysis. Inflamm Bowel Dis. 2015; 21: 1976-1981.
10 日本鉄バイオサイエンス学会治療指針作成委員会. 鉄剤の適正使用による貧血治療指針 改訂 [第3版]. 札幌，響文社，2015.

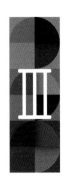

鉄欠乏・鉄欠乏性貧血の治療指針
2　領域別鉄剤使用法
iii．産婦人科
妊婦貧血，過多月経などに伴う貧血への鉄剤使用

概念，定義

　貧血とは単位容積血液中のヘモグロビン（Hb）量が減少している状態を指す。産婦人科領域では妊娠に伴う妊婦貧血，婦人科領域では子宮筋腫による過多月経に伴う鉄欠乏性貧血が代表例であるが，図III-2-iii-1 に示すように鑑別すべき産婦人科領域の疾患がある。子宮筋腫といった過多月経を伴う婦人科疾患では，他科領域と同様の一般的な鉄欠乏性貧血の取り扱いとなる。しかしながら，妊婦において最もよくみられる妊婦貧血は，循環血液量の増加による生理的血液希釈に鉄需要の亢進が加わった結果生じる貧血であり，診断管理は婦人科疾患例での鉄欠乏性貧血と一部異なる。

病　態

　非妊娠時と妊娠時では鉄吸収排出が異なる点に加え，妊娠時の血液希釈の生理を理解する必要がある。一般に食事により摂取される鉄の量は1日約10mg で吸収される量は約1～2mg である。女性ではHb鉄は1700mg，貯蔵鉄は300mg とされ，便，尿，汗といった生理的鉄喪失量は1日約1mg であるが，月経のある女性の場合にはこれに加えて月経によりさらに1日平均約0.55mg（月経周期あたり約16mg）が失われる。過多月経（経血量＞140mL/周期）では約60mg/周期以上の鉄を喪失するため，推奨鉄摂取量は16mg/日以上となり，国民健康栄養調査からは食事のみでは容易に鉄欠乏を惹起すると推測される[1]。また，ジョギング，競泳，サイクリングなどの激しい運動を定期的に行っている女性の多くでは，体内の鉄の量が基準値以下となる傾向がある。ランニング後の消化管失血や赤血球の代謝周期が加速することや，ランニング中に足の中で赤血球が破裂する可能性もある。したがって，定期的に激しい運動を行う人の鉄必要量は30%増加すると考えられる。一方，経口避妊薬を服用している女性は，服用に伴い一般的に経血量が減少するため，鉄欠乏性貧血のリスクは低くなる。

　妊娠時には胎児・胎盤の形成に320mg，赤血球

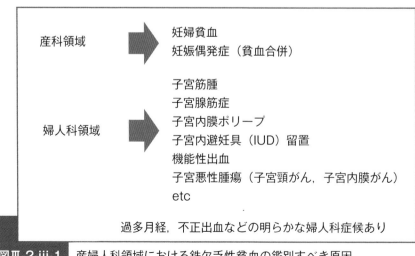

産科領域 →	妊婦貧血 妊娠偶発症（貧血合併）
婦人科領域 →	子宮筋腫 子宮腺筋症 子宮内膜ポリープ 子宮内避妊具（IUD）留置 機能性出血 子宮悪性腫瘍（子宮頸がん，子宮内膜がん） etc
	過多月経，不正出血などの明らかな婦人科症候あり

図III-2-iii-1　産婦人科領域における鉄欠乏性貧血の鑑別すべき原因

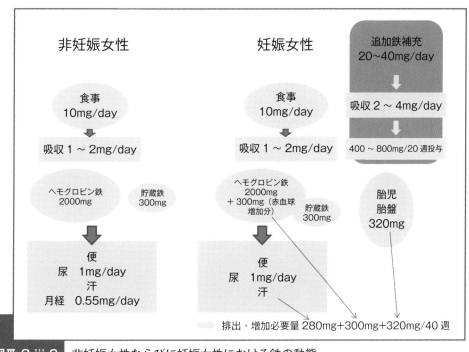

図Ⅲ-2-iii-2 非妊娠女性ならびに妊娠女性における鉄の動態

容量が妊娠中期から後期にかけて 10 〜 15% 程度増加するため母体 Hb 量に 300mg，排泄される鉄 280mg を合わせ約 900mg の余分な鉄摂取が必要とされる。妊娠中，循環血漿量は非妊時の 45% の増加があり，その結果，希釈性も加わった妊娠貧血の原因となる。妊娠前半は無月経であるため，鉄の喪失は減少するが，妊娠中後期では前述したように需要が増加し，約 300mg といわれる妊婦自身の貯蔵鉄量だけでは十分対応できず，鉄の補充が必要となる（図Ⅲ-2-iii-2）。

日本人の食事摂取基準 2020 年版[2]では，妊娠により追加で必要な鉄摂取量は妊娠初期 2.5mg/ 日，中期・後期 9.5mg/ 日としている。これらは，月経がない場合の推定平均必要量および推奨量に付加する値である。ただ，十分な補充がなされた場合，母体赤血球増加に伴い赤血球内に貯蔵される鉄は，分娩時出血量が多くない場合には，妊娠終了とともに母体に還元されることになる[3]。

診 断

貧血の診断は常に鉄芽球性貧血，急性出血，再生不良性貧血，溶血性貧血，白血病，巨赤芽球性貧血など偶発症として遭遇する貧血症の鑑別を念頭に置いて対応する必要がある（図Ⅲ-2-iii-1）。Hb 値とともに白血球数，血小板値にも注意を払う。血小板減少をよく伴い貧血症を示すものには骨髄異形成症候群（MDS）もあり特発性血小板減少症との鑑別を要する。再生不良性貧血と並んで妊娠中増悪しやすいため，これら貧血症を念頭に鑑別診断を行い，安易に鉄欠乏性貧血と診断すべきでない。

妊娠していない婦人科疾患を背景とした貧血および妊娠 9 週未満の妊娠初期においては血液の希釈が軽度であるため，Hb 値 11g/dL 未満および / またはヘマトクリット（Ht）値 33% 未満を貧血とする意見が一般的である。なお，世界保健機関（WHO）の基準では Hb 濃度が，成人男子は 13.0g/dL 未満，成人女子や小児は 12.0g/dL 未満，高齢者では男女とも 11.0g/dL 未満と定義している。

非妊娠女性もしくは妊娠 9 週未満女性における鉄欠乏性貧血の検査所見を図Ⅲ-2-iii-3 に示す。特に鉄欠乏性貧血と二次性貧血における鉄の動態を比較すると，血清鉄はどちらも減少するが総鉄結合能（TIBC）は前者で増加するのに対し，後者で低下する。血清フェリチン値は前者で低下するが，後者では不変か上昇する。

婦人科疾患の有無の診断には内診，理学的診断とともに超音波診断などの画像診断が有力である。ま

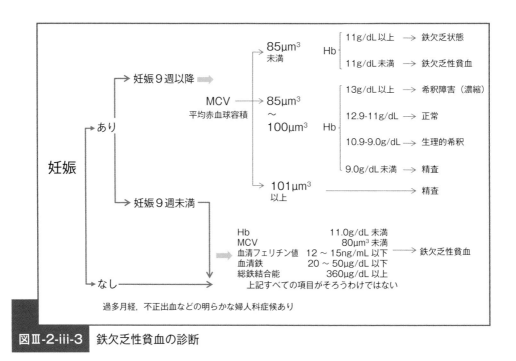

図Ⅲ-2-iii-3 鉄欠乏性貧血の診断

た，過多月経の診断は詳細な問診が重要であるが，自覚的，他覚的に判断するのが困難な場合もあり，血液検査により確認することが重要である。

妊娠9週以降では図Ⅲ-2-iii-3のような診断管理が提案される。1991年の日本産婦人科学会栄養問題委員会では妊娠に起因する貧血でHb値11g/dL未満および/またはHt値33%未満のものをいい，小球性低色素性であり，血清鉄低下，総鉄結合能上昇などの鉄欠乏が確認できるものを妊娠性鉄欠乏性貧血としている[4]。妊娠中は増加した赤血球に貯蔵された鉄があるため，非妊時と比較してフェリチン値（貯蔵鉄）の低下をもって鉄欠乏性貧血とは必ずしも診断できないが，妊娠中期以降は胎児胎盤の鉄需要の高まりのため，鉄欠乏性貧血を伴いやすい。血清フェリチン値が12〜15ng/mL以下では貯蔵鉄の減少も伴っていると推測される。

ただ，妊娠合併症である悪阻や妊娠高血圧症候群などの見かけ上の血液濃縮を伴う病態もあり，病態の改善とともに貧血が顕在化する場合もある。妊娠時の貧血の管理には，妊娠に伴う生理的変化と関連する病態生理を理解する必要がある。

管理，治療

妊娠していない婦人科疾患を背景とした貧血，ならびに妊娠9週未満の例においてはHb値11g/dL未満および/またはHt値33%未満を貧血とし治療することを推奨する。

妊娠9週以降では，Hb値11g/dL未満および/またはHt値33%未満で平均赤血球容積（MCV）が85μm^3未満では経口鉄剤投与が推奨される。なお，妊娠中の母体・胎児の鉄利用には鉄調節ホルモンであるヘプシジンが重要な役割を演じており（図Ⅲ-2-iii-4），妊娠産褥の各時期により経口鉄剤の吸収効率が異なることに留意する必要がある。また，MCVが85μm^3以上ではHb値が9g/dL程度までは鉄分を多く含む食事療法を行うのが一般的であるが，鉄欠乏に関する評価を適宜行う。ヒジキ，ホウレンソウなどは単位重量当たりの鉄含有が大きいため推奨されるが，レバーなど脂溶性ビタミン（ビタミンA）を豊富に含む食材は胎児への蓄積毒性を考慮して鉄補充目的としては奨められない。

妊娠中の鉄欠乏性貧血は[5]早産や低出生体重児などの疾患の原因となるとの報告がある[6)7]。一方で，妊娠中の鉄剤の補充により胎児の予後（周産期予後）が改善する明確な根拠は十分でないとして，北米では母体の貧血自体の改善を目的として鉄剤投与を推奨している[8]。また，貧血と産後うつなどとの関連性が指摘されるが，否定的な報告もある[9]。Ht値と深部静脈血栓症発症リスクの明らかな相関関係は示されていないが，妊娠初期は妊娠悪阻による血液濃縮を伴いやすく，同時期に深部静脈血栓症発症例が

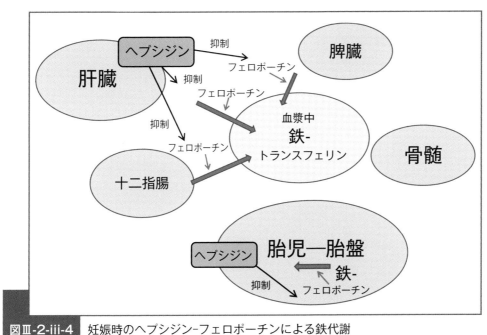

図Ⅲ-2-ⅲ-4　妊娠時のヘプシジン-フェロポーチンによる鉄代謝

ヘプシジンはフェロポーチンの分解によって，血漿中への鉄供給を抑制する。そのため，妊娠中の母体ヘプシジンの低下は母体血漿中への鉄供給を増加させる。ただ，経胎盤性に胎児への鉄供給が増加するかは胎盤絨毛細胞のフェロポーチン発現量にも依存し，不明な点がある。胎児ヘプシジンは胎盤フェロポーチンや鉄の胎児循環への輸送を調節している可能性がある。

多いことが報告されている[10]。

　なお，国際産婦人科連合（FIGO）の分娩後女性への推奨では，Hb値が正常範囲となっても，貯蔵鉄を充填するため，鉄の補充は3カ月間，少なくとも産後6週間の投与を推奨している[11]。

　また，鉄剤投与が推奨される例のうち，以下に示す場合では経口鉄剤から静脈内投与（静注）鉄剤への変更が推奨される。『鉄剤の適正使用による貧血治療指針 改訂第3版』[12]では，①副作用が強く経口鉄剤を服用できない，②出血など鉄の損失が多く経口鉄剤で間に合わない，③消化器疾患（炎症性腸疾患など）で鉄剤の内服が不適切，④消化管からの鉄吸収低下例，⑤透析や自己血輸血の際の鉄補給の場合，が挙げられている。婦人科領域，産科領域では，①の該当例とともに，②である過多月経後重症貧血，分娩時大量出血後貧血が該当する。また，⑤の予定手術療法時の貯血式自己血輸血の貯血時鉄補充が相当する。

　近年，2000年代に入り，従来指摘されていた静注鉄剤によるアレルギー反応や過剰鉄のリスクを低減化するため，直鎖状オリゴ糖-鉄分子複合体などアレルギー反応の惹起が理論上低く，構造上，鉄の徐放性を特徴とした製剤が開発された。日本においても，デルイソマルトース第二鉄[13]やカルボキシマ

ルトース第二鉄が製造販売承認を得ている。これら新規静注鉄剤の導入後，同鉄剤を用いた大量急速投与による鉄補充の選択肢が得られている。一方，経口鉄剤についても従来のクエン酸第一鉄製剤と比較して，悪心嘔吐といった副作用発現率の低減化が認められたクエン酸第二鉄製剤[14]に効能追加が承認された。経口鉄剤から静脈内投与（静注）鉄剤への変更に当たり考慮される選択肢である。

　『科学的根拠に基づいた赤血球製剤の使用ガイドライン（改訂第2版）』では，鉄欠乏性貧血などの補充療法で改善する患者において生命の維持に支障をきたす恐れがある場合以外は赤血球輸血を推奨しない[15]としており，鉄補充の重要性が強調されている。

　なお，鉄剤投与にあたっては総鉄投与量算出の内田らの式[16]があるが，静注鉄剤は経口鉄剤と異なり，消化管におけるヘプシジン-フェロポーチンによる鉄代謝制御を受けにくい。そのため鉄過剰のリスクを回避するため，投与終了後8週間以降を目安に，Hb濃度，血清フェリチン値を参考とし，患者の状態を注意深く観察する必要がある。また，添付文書上は「妊婦又は妊娠している可能性のある女性には，治療上の有益性が危険性を上回ると判断される場合にのみ投与する」とされている。大量出血の予想さ

れる帝王切開時での貯血式自己血輸血の貯血時鉄補充や経口鉄剤忍容性のない重症貧血は別として，妊婦の投与対象については慎重に判断管理することが望ましい。

■文献
1 厚生労働省．日本人の食事摂取基準 2010 年版．pp.286-295.
2 厚生労働省．日本人の食事摂取基準 2020 年版．pp.311-321.
3 Maternal physiology. In Cunningham FG, Leveno KJ, Bloom SL et al(eds): Williams Obstetrics, 24th ed., New York, MacGraw-Hill, 2014, p55.
4 妊婦貧血管理検討小委員会．栄養問題委員会報告：妊婦貧血の現状分析ならびに用語・診断基準に関する解説．日産婦誌 1991; 43: 1183-1189.
5 公益社団法人日本産科婦人科学会日本産婦人科医会編監．妊娠中の貧血に対する対応は？ 産婦人科診療ガイドライン産科編 2023 年版．東京，杏林舎，2023.
6 Milman N. Iron in pregnancy: How do we secure an appropriate iron status in the mother and child? Ann Nutr Metab. 2011; 59: 50-54.
7 Pavord S, Myers B, Robinson S, et al; British Committee for Standards in Haematology. UK guidelines on the management of iron deficiency in pregnancy. Br J Haematol. 2012; 156: 588-600.
8 American College of Obstetricians and Gynecologists. ACOG Practice Bulletin No.95: anemia in pregnancy. Obstet Gynecol. 2008; 112: 201-207.
9 Kemppinen L, Mattila M, Ekholm E, et al. Gestational anemia and maternal antenatal and postpartum psychological distress in a prospective FinnBrain Birth Cohort Study. BMC Pregnancy and Childbirth. 2022; 22: 704.
10 小林隆夫，中林正雄，石川睦男，ほか．産婦人科血栓症調査結果の最終報告と静脈血栓症予防ガイドラインについて．日産婦新生児血会誌 2004; 14: S5-S6.
11 FIGO Working Group on Good Clinical Practice in Maternal-Fetal Medicine. Good clinical practice advice: Iron deficiency anemia in pregnancy. Int J Gynaecol Obstet. 2019; 144: 322-324.
12 小船雅義．鉄剤の臨床効果と使用上の注意．日本鉄バイオサイエンス学会治療指針作成委員会編．鉄剤の適正使用による貧血治療指針改訂 [第 3 版]. pp.44-49, 札幌，響文社，2015.
13 Sugimura M, Ohtani Y, Tamai S, et al. Ferric derisomaltose for the treatment of iron deficiency anemia with postpartum hemorrhage: Results of a single-arm, open-label, phase 3 study in Japan. J Obstet Gynaecol Res. 2023; 49: 946-955.
14 Komatsu N, Arita K, Mitsui H, et al. Efficacy and safety of ferric citrate hydrate compared with sodium ferrous citrate in Japanese patients with iron deficiency anemia: a randomized, double-blind, phase 3 non-inferiority study. Int J Hematol. 2021; 114: 8-17.
15 日本輸血・細胞治療学会．CQ1-4 鉄欠乏性，ビタミン B12 欠乏性など，明らかに補充療法で改善する貧血において赤血球輸血トリガー値はどのくらいか．科学的根拠に基づいた赤血球製剤の使用ガイドライン（改訂第 2 版）. 2018.
16 内田立身，河内康憲，渡辺礼香，ほか．鉄欠乏性貧血の静注療法における鉄投与量の再検討．臨床血液 1996; 37: 123-128.

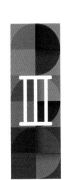

Ⅲ 鉄欠乏
2 領域別
ⅳ．小児

小児の鉄...ら思春期まで

小児においては，乳児期と思春期の体...る時期に鉄欠乏となることが知られている...低出生体重児にも貧血があらわれることはよ...れており，早産児（周産期）貧血と呼ばれる。

...児に対しては，経口鉄剤投与を行...る。
...剤投与中の新生児に対して...ながら経口鉄剤を投与する...ロポエチン製剤投与後期

早産児貧血[1]

早産児貧血は，生後4〜8週に出現する早期と，生後16週以降に発現する晩期（後期）に分けられ，早期はエリスロポエチンの産生減少，赤血球寿命の短縮，生後早期の出血や採血による失血が原因と考えられる。一方の晩期貧血の要因の多くは鉄欠乏による。未熟児貧血の治療は，遺伝子組み換えエリスロポエチンの投与のほかに輸血および鉄剤投与が行われる。

鉄欠乏性貧血の発症リスクの高い早産児の鉄貯蔵量を，正期産児に近づけることを目的に，2003年に『早産児に対する鉄剤投与のガイドライン』[2]が作成された。さらに2017年には，『新生児に対する鉄剤投与ガイドライン2017』[3]に改訂され，C推奨ながら下記が記載されている。

● 早産児に対しては，栄養法に関わらず，新生児期に経口鉄剤投与を行うことが望ましい。
● 新生児に対しては，経腸栄養が100mL/kg/日を超えた時点で，経口鉄剤（例：インクレミン®シロップ）を，標準的な用量（2〜3mg/kg/日，最大6mg/kg/日）での投与が提案される。
● 輸血歴のある新生児に対しては，経口鉄剤投与を行ってもよい。
● 輸血歴のある新生児に対しては，総輸血量および鉄貯蔵量を評価しながら，経口鉄剤投与を行うことが奨められる。
● エリスロポエチン製剤投与中で，未熟児貧血のリ

...に貧血を合併することはしばしばあり，症状がなくても他の目的にて採血した際に判明することも多い。鉄の含有量は，母乳で0.04mg/100mLに対して粉ミルクでは0.78〜0.99mg/100mLであるものの，母乳中の鉄は効率よく吸収するのに対して粉ミルクの鉄は吸収されにくいとされる。このため，鉄欠乏性貧血は母乳で育てた子には多くないとされるが，離乳後期（生後9〜11カ月）以降に鉄分が不足することが知られている。また，大量に牛乳を摂取すると，牛乳に含有する鉄分が少ないことに加え食欲が満たされ離乳食からの鉄分摂取量が減ってしまうことから鉄欠乏性貧血になりやすいことも知られている。

どの程度の貧血で鉄剤を投与するかは微妙であるが，ヘモグロビン10g/dLを基準としていることが多い。ヘモグロビンが10.5g/dL以下が3カ月以上続くと精神および運動発達が阻害されるという意見もあるが，医学的に証明されているのか微妙である。治療薬としては，インクレミン®シロップもしくはフェロミア®顆粒が，この年齢において使うことのできる製剤である。量としては2〜3mg/kg/day（最高量6mg/kg/day）と考えられる。

また，この時期の貧血で鉄剤に反応しない場合には，先天性の貧血を考えるべきである。特に日本人

においてサラセミアは軽症であり，鉄剤に反応しない小球性低色素性貧血として見つかることが多いことを考慮すべきである。その際に Mentzer index〔MCV(fL)/RBC(×10^6/μL)〕が有用とされ，13 未満の場合にはサラセミアが，13 以上の場合には鉄欠乏性貧血が疑われる。

思春期貧血

思春期は貧血が出現しやすい年代であり，その要因としては，体が大きくなり鉄需要が多くなることや，女児においては月経が始まることによる失血，

表Ⅲ-2-iv-1　おもな食品の鉄分含有量

食品	1 食分の目安量	鉄含有量（mg）
豚レバー	60g	7.8
鶏レバー	60g	5.4
牛レバー	60g	2.4
牛ヒレ肉	100g	2.5
カツオ	80g	1.5
マイワシ	80g	1.7
鶏卵	60g（1 個）	1.1
あさり	30g	1.1
カキ	60g	1.3
小松菜	70g	2.0
ほうれん草	70g	1.4
枝豆	50g	1.4
そら豆	50g	1.2
乾燥ヒジキ（鉄釜）	5g	2.9
豆乳	200mL	2.4
厚揚げ（生揚げ）	140g（中 1 枚）	3.6

（日本食品標準成分表（七訂）より引用）

また激しいスポーツを繰り返すことにより貧血が悪化することがあることも知られている（スポーツ貧血）。思春期の貧血は異食症（pica）が現れることもあり（氷をかじる氷食症例が多い），詳細な問診も必要である。また，慢性消化管疾患（潰瘍性大腸炎やクローン病など）が起こり始めるのもこの時期であり，出血源がないかを見極めることも重要である。

治療は，鉄の多く含まれる食事の摂取が極めて重要であるが（Ⅲ-3 鉄欠乏性貧血の予防と栄養食事療法の項参照），重度の場合には改善しにくく，また貧血になるほどの生活を送っていた思春期の子どもが食生活を劇的に改善できた症例は少なく，投薬が必要となる。

鉄剤投与の基本は内服である。この年齢では成人と同様に徐放製剤 100 ～ 200mg/day を 1 ～ 2 回に分けて投与する。投与に関しては，ヘモグロビンが正常化してもすぐにやめずに貯蔵鉄を増やすようにすべきである。われわれはヘモグロビン正常化から少なくとも 2 ～ 3 カ月の服用を行い，さらに中止後数カ月で再燃がないことを確認している。

副作用として特に消化器症状に注意が必要である。嘔気があり服用ができない例が，特に女児を中心にみられる。このような場合は量を減量しても服用できる症例は少なく，静注製剤（含糖酸化鉄）を使わざるを得ないこともある。静注製剤においては必要量を計算し適切な量を投与する。しかしながら，この年齢においては内服薬が基本であることは留意すべきである。さらに，最近発売になった高用量の静注鉄剤は静注回数が少なくてすむ優れた製剤であるが，経口鉄剤の投与が困難または不適当な場合に限り使用すること，原則として血中ヘモグロビン値が 8.0g/dL 未満の患者に投与すること，小児を対象とした臨床試験は実施していないという記載があることに留意すべきである。

■文献
1 川口千晴，高橋幸博．新生児貧血の予防．母子保健情報 2010; 62: 28-32.
2 楠田聡，松波聡子，川口千晴ほか．早産児に対する鉄剤投与のガイドライン．周産期医学 2006; 36: 767-778.
3 日本新生児成育医学会 医療の標準化委員会鉄剤投与のガイドライン改訂ワーキング・グループ．新生児に対する鉄剤投与のガイドライン 2017早産児・低出生体重児の重症貧血予防と神経発達と成長の向上を目的として．日本新生児成育医学会雑誌 2019; 31: 159-185.

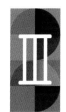

Ⅲ 鉄欠乏・鉄欠乏性貧血の治療指針
2　領域別鉄剤使用法
v．スポーツ医学

スポーツにおける鉄欠乏の成因

アスリートにおける鉄欠乏発症の要因としては，食事による鉄摂取量の不足，大量の発汗に伴う鉄の喪失，消化管における出血などが挙げられる[1)-3)]。また，アスリートが鉄欠乏を生じるメカニズムとして，ヘプシジンの関連が指摘されている。

ヘプシジンは，運動によっても分泌が増加する。また，その分泌には炎症性サイトカインであるInterleukin-6（IL-6）が関与している。運動によって筋収縮が繰り返されるとIL-6の産生が亢進する。産生されたIL-6は，運動3時間後に肝臓でのヘプシジン産生を促進し，鉄の吸収を阻害する。この一連の流れが繰り返されることにより，鉄欠乏が生じる[4)]。運動は持久的有酸素運動であるエアロビック運動と無酸素運動であるレジスタンス運動に分けられ，エアロビック運動による血中ヘプシジン濃度の上昇はIL-6のように一過性でなく数時間継続することが報告されている[5)]。

一方，レジスタンス運動を行うアスリートで貧血の報告は少ない。レジスタンス運動で貧血の報告が少ない要因の一つとして，アミノレブリン酸脱水酵素（δ-aminolevulinic acid dehydratase: ALAD）活性が挙げられる。ALADはヘモグロビンの材料であるヘム合成に関わる酵素である。ヘムは全身で合成されるものの75%は骨髄で合成されており，骨髄ALAD活性の亢進は血中ヘモグロビン濃度の上昇につながる。骨髄ALAD活性はレジスタンス運動により亢進するものの，エアロビック運動では変化しない[6)]。そのため，レジスタンス運動には鉄欠乏性貧血の予防・改善効果があると考えられている[7)]。

スポーツ競技者の鉄欠乏性貧血の状況

アスリートにみられる貧血のほとんどが鉄欠乏性貧血であり，その罹患率は一般人に比べて高いかというと一貫した結果が得られていない。海外では，男女ともにスポーツ活動に伴う貧血の増加は認められていない。

そこで，日本人アスリートに絞ってみていくと，大学生アスリートを対象に行われた調査では鉄の摂取量が推奨量以下であっても貧血の選手がいなかったことが報告されている[8)9)]。また，国立スポーツ科学センター（JISS）によりトップアスリートの貧血（男性13.5g/dL未満，女性11.5g/dL未満）の割合が報告され，18歳以上では男性5%，女性13%，18歳未満では男性5%，女性15%と女性アスリートに多い傾向であった[10)]。しかし，夏季オリンピック選手を大会別に比較すると，アテネオリンピック代表選手では男性アスリートの方が貧血の割合が高かった（図Ⅲ-2-v-1）。また，シニア選手とジュニア選手を比較するとジュニア選手の方が貧血の割合が多い種目があった（図Ⅲ-2-v-2）ことを報告しており，貧血が女性アスリートに多い疾患であると結論づけるよりも，性別また年齢に関係なく貧血はアスリートに起こりうるものとして捉えておく必要があることを指摘している[10)]。

アスリート貧血の対処法

アスリートは軽い貧血でもパフォーマンスに影響するため，鉄欠乏性貧血の治療が必要である[11)]。日常生活で症状がある重症の貧血では運動を中止する。症状がない軽度の貧血では，運動強度を下げたトレーニングが可能であれば継続してよいとされる。慢性疲労にならずトレーニングができれば，貧血改善後に自己ベストが出ることがあるが，これは貧血期間のトレーニングが低酸素運動と類似しているためと考えられている[11)]。

国際オリンピック委員会（IOC）医学委員会の見

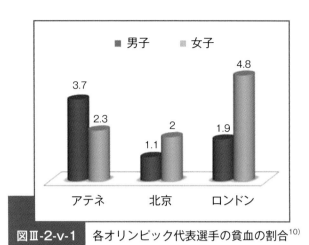

図Ⅲ-2-v-1　各オリンピック代表選手の貧血の割合[10]

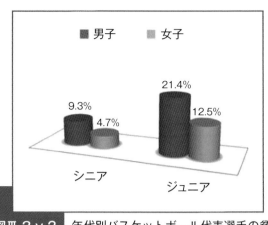

図Ⅲ-2-v-2　年代別バスケットボール代表選手の貧血の割合[10]

解[12]として，供給されるべき鉄源は食事であり，食事で必要な鉄量を満たすことができない，もしくは鉄欠乏症が判明した場合にのみ鉄剤摂取が許されるとしている。また，鉄補給は経口鉄剤で行い，血清フェリチン値が回復した時点で中止すること，鉄の非経口投与は避けるべきであるとも述べられている。そして，日々の鉄摂取量のモニタリングが鉄欠乏症を予防すると明示されている。また，鉄欠乏ではないアスリートの鉄補給については運動能力の向上を示すエビデンスは見受けられず，ヘモグロビン増加を期待し鉄剤補給することは倫理的な問題が生じると警告している。サプリメント使用に関しては，2017年にIOC専門家グループによる声明[13]が公表されており，サプリメントは日常の不適切な食事の補完のために使用するべきではないとし，品質保証が十分な製品であっても，故意でないドーピング違反のリスクを完全に排除できないとしている。

日本においては，2016年に日本陸上競技連盟（日本陸連）から貧血の予防・早期発見・適切な治療を目指した「アスリートの貧血対処7か条」が発表され，食事で適切に鉄分を摂取すること，定期的な血液検査でヘモグロビン値や血清フェリチン値の把握に努めることなどを推奨している（表Ⅲ-2-v-1）。

日本における鉄剤使用の現状

2018年末，高校駅伝の一部強豪校をはじめ，特に中高校生の中長距競技者に対して，競技力向上を

表Ⅲ-2-v-1　日本陸上競技連盟「アスリートの貧血対処7か条」

1	食事で適切に鉄分を摂取	質・量ともにしっかりとした食事で，1日あたり15〜18mgの鉄を摂れます。普段から鉄分の多い食品を積極的に食べましょう。
2	鉄分の摂りすぎに注意	鉄分を摂りすぎると，体に害になることがあります。1日あたりの鉄分の耐容上限量は男性50mg，女性40mgです。鉄分サプリメントを摂りすぎると，この量を超えますので，注意しましょう。
3	定期的な血液検査で状態を確認	年に3〜4回は血液検査を受けて，自分のヘモグロビン，鉄，フェリチンの値を知っておきましょう。フェリチンは体に蓄えられた鉄分量を反映するたんぱく質で，鉄欠乏状態で最も早く低下する敏感な指標です。ヘモグロビン値は最後に低下しますので，貧血では体の鉄分量は極度に減っています。
4	疲れやすい，動けないなどの症状は医師に相談	疲れやすくパフォーマンスが低下する時は，鉄欠乏状態や貧血かもしれません。早めに医師に相談しましょう。
5	貧血の治療は医師と共に	鉄欠乏性貧血の治療の基本は飲み薬です。医師に処方してもらいます。ヘモグロビン値が正常に回復してからも3ヶ月間は続けましょう。
6	治療とともに原因を検索	鉄欠乏性貧血には原因が必ずあります。治療を受けるだけではなく，消化器系，婦人科系，腎泌尿器系などの検査を受けましょう。
7	安易な鉄剤注射は体調悪化の元	鉄剤注射は投与量が多くなりがちで，鉄が肝臓，心臓，膵臓，甲状腺，内分泌臓器や中枢神経などに沈着し，機能障害を起こすことがあります。体調不良とかパフォーマンスが思い通りでない，といった理由で，鉄剤注射を受けることはもってのほかです。鉄剤投与が注射でなければならないのは，貧血が重症かつ緊急の場合や鉄剤の内服ができない場合です。

期待した鉄剤注射の不適切な利用実態が明るみに出た。そして全国大会に出場する大学生の長距離選手を対象とした調査では，男性11%，女性17%が鉄剤注射の経験ありとの回答であった[14]。

日本陸連はこのような状況に対応するため，2019年に『不適切な鉄剤注射防止に関するガイドライン』を策定し，あわせて全国大会に出場する全選手に血液検査データの提出を求める対策を講じている。さらに，日本医師会への競技者に対する安易な鉄剤注射に関する注意喚起依頼，そしてスポーツ庁から全国の学校や関係機関，各種スポーツ団体に向けて周知徹底が依頼されており，アンチ・ドーピングの観点も含めたモニタリングと，指導者や競技者に対する教育啓発活動が引き続き行われている。

■文献
1 Siegel AJ, Hennekens CH, Solomon HS, et al. Exercise-related hematuria: Findings in a group of marathon runners. JAMA. 1979; 241: 391-392.
2 Stewart JG, Ahlquist DA, McGill DB, et al. Gastrointestinal blood loss and anemia in runners. Ann Intern Med. 1984; 100: 843-845.
3 Brune M, Magnusson B, Persson H, et al. Iron losses in sweat. Am J Clin Nutr. 1986; 43: 438-443.
4 Peeling P. Exercise as a mediator of hepcidin activity in athletes. Eur J Appl Physiol. 2010; 110: 877-883.
5 Goto K, Kojima C, Kasai N, et al. Resistance exercise causes greater serum hepcidin elevation than endurance (cycling) exercise. PloS One. 2020; 15: e0228766.
6 Matsuo T. Effects of resistance exercise on iron metabolism in iron-adequate or iron-deficient rats. Korean J Exerc Nutr. 2004; 8: 1-15.
7 Fujii T, Matsuo T, Okamura K. Effects of resistance exercise on iron absorption and balance in iron-deficient rats. Biol Trace Elem Res. 2014; 161: 101-106.
8 Taguchi M, Ishikawa Takata K, Tatsuta W, et al. Resting energy expenditure can be assessed by fat-free mass in female athletes regardless of body size. J Nutr Sci Vitaminol (Tokyo). 2011; 57: 22-29.
9 Fujii T, Okumura Y, Maeshima E, et al. Dietary iron intake and hemoglobin concentration in college athletes in different sports. Int J Sports Exerc Med. 2015; 1: 5.
10 土肥美智子，松本なぎさ．女性トップアスリートと鉄欠乏性（潜在性を含む）貧血．日本臨床スポーツ医学会誌 2016; 24: 371-373.
11 川原貴．女性アスリートの貧血．産科と婦人科 2015; 82: 271-276.
12 Ronald J. Maughan EDT. The Encyclopaedia of Sports Medicine: An IOC Medical Commission Publication, Sports Nutrition: 2014. Volume XIX. International Olympic Committee, Wiley-Blackwell Pub.
13 International Olympic Committee Expert Group on Dietary Supplements in Athletes. International Olympic Committee Expert Group Statement on Dietary Supplements in Athletes. Int J Sport Nutr Exerc Metab. 2018; 28: 102-103.
14 日本陸連ジュニアアスリート障害調査委員会編．陸上競技ジュニア選手のスポーツ外傷・障害調査〜第4報（2018年度版）〜大学生アスリート調査．日本陸上競技連盟．2019.

Ⅲ | 2-Ⅴ　スポーツ医学

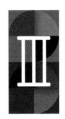

3 鉄欠乏性貧血の予防と栄養食事療法

はじめに

　鉄欠乏性貧血は栄養学的視点では栄養失調の表現型の一つと捉えられており，食事量の絶対的不足，すなわち毎日の食事量が乏しい状況の継続により貧血発症のリスクが高まる。造血には鉄のほか，タンパク質やビタミン，ミネラルも必要であるため，サプリメント利用で鉄量が確保できたとしても発症リスクは十分に低減できない。たとえば，日本人女子大学生に対する研究では，軽度の鉄欠乏に対し鉄サプリメントの摂取が有効であったが，鉄欠乏性貧血を有する場合は鉄サプリメント摂取だけでは効果がなく，食生活改善指導を併用してはじめて有意な鉄代謝改善が得られたと報告されている[1]。また，数多くの研究において，食事介入が鉄欠乏性貧血の予防や治療に有効であると評価されている[2]。

鉄欠乏性貧血対策の栄養設計

　鉄欠乏性貧血の栄養療法の基本は，鉄を含め，過不足ない栄養量，すなわち食事量の確保である。栄養量の設定は，①エネルギー量の設定，②タンパク質量の設定，③脂質と炭水化物量の設定・確認，④鉄量の確認，⑤その他ビタミン・ミネラル量の確認の手順で行う。

①エネルギー量の設定：現体重を標準体重（身長(m)^2×22）に近づけるエネルギー量を設定する。現体重と標準体重が大きく違わなければ30〜35kcal/kg 標準体重/day を基本とする。現体重と標準体重の乖離，つまり BMI 18.5 未満のような低栄養が疑われる場合は，現状の摂取エネルギー量を食事調査から把握しつつ，30〜35kcal/kg 標準体重/day もしくはそれ以上に設定する。十分な食事量が確保できているかは体重をモニターすることで確認できる。食事量が明らかに増えているにもかか

わらず体重増加が見込めない場合は，炎症など体内のエネルギー代謝亢進が濃厚であり，その原因を探索する。また，慢性的な栄養不良状態である場合には，急激な栄養投与は避け，リフィーディング症候群の発症リスクを考慮し対応する。

②タンパク質量の設定：現状の体タンパクを維持するのであれば 1.0〜1.2g/kg 標準体重/day，鉄欠乏や低栄養状態であれば 1.2〜1.5g/kg 標準体重/day と高タンパクに設定する。腎疾患などタンパク質摂取量を抑えるべき疾患を有する場合は，その病状に沿った基準に基づいて設定する（0.6〜1.0g/kg 標準体重/day）[3]。

③脂質と炭水化物量の設定・確認：脂質は総エネルギー量の 20〜30% に設定する。エネルギー量を増やしたい場合は 30% 程度まで増やすとよい。炭水化物は総エネルギー量からタンパク質と脂質のエネルギー量を差し引いた量で設定される。一般的には総エネルギーの 50〜65% 程度である。

④鉄量の確認：厚労省が策定した「日本人の食事摂取基準」[4]の推奨量〜耐容上限量の間で設定するが，鉄摂取量を増やす場合には目安として 13〜15mg/day とし，可能な限り高く設定する。鉄の食事摂取基準を表Ⅲ-3-1 に示す。鉄の耐容上限量，つまり健康障害をもたらすリスクが低いとみなされる習慣的な摂取上限量が設定されているが，通常の食事だけではこの上限量を逸脱することはない。後述のように鉄が多く含まれる食品を積極的に選択することで鉄摂取量を増やすことができるが，貧血や鉄欠乏症が認められて鉄サプリメントや強化食品を利用する場合には，「食事＋サプリメント and/or 鉄強化食品」での鉄摂取量がこの耐容上限量を超えない範囲で食事計画を立てることが鉄則である。特に，やむをえずサプリメントを複数摂取する場合には，合算して耐容上限量を超過していないか必ず確認すべきである。また，鉄剤が処方される場合は通常

表Ⅲ-3-1　鉄の食事摂取基準

	食事摂取基準（推奨量～耐容上限量）mg/day		
	男性	女性	
		月経なし	月経あり
0～5 月	0.5（目安量）		
6～11 月	5.0 ～未設定	4.5 ～未設定	
1～2 歳	4.5 ～ 25	4.5 ～ 20	
3～5 歳	5.5 ～ 25		
6～7 歳	5.5 ～ 30		
8～9 歳	7.0 ～ 35	7.5 ～ 35	
10～11 歳	8.5 ～ 35		12 ～ 35
12～14 歳	10 ～ 40	8.5 ～ 40	12 ～ 40
15～17 歳	10 ～ 50	7.0 ～ 40	
18～29 歳	7.5 ～ 50	6.5 ～ 40	10.5 ～ 40
30～49 歳			
50～64 歳			11 ～ 40
65～74 歳		6.0 ～ 40	
75 歳以上	7.0 ～ 50		

日本人の食事摂取基準 2020 年版[4]より改変
＊ 2025 年度からは「日本人の食事摂取基準 2025 年版」を参照すること。

1 日の食品構成配分例 (g)
（2,000kcal, タンパク 65g 条件）

ご飯	400
パン	100
いも	80
砂糖	20
油脂	20
大豆製品	80
魚介類	70
肉類	60
卵	30
牛乳	200
果物	100
緑黄色野菜	150
淡色野菜	200

献立例
太字は鉄含有量が多い食材や
鉄吸収促進を期待できる食材
を考慮した料理

朝　食パン，いちごジャム，
野菜とゆで卵のサラダ，
牛乳，**グレープフルーツ**

昼　ご飯，**さば塩焼き**，根菜
の炒め煮，**ほうれん草
のごま和え**，**納豆**

夕　ご飯，**牛カツ**，**ひじき炒
り煮**，**小松菜とあさりの
酢みそ和え**，野菜スープ，
フルーツ（**いちご**）

図Ⅲ-3-1　鉄欠乏性貧血の食事計画例

100mg/day 以上処方されるので，食事中の数 mg の鉄にこだわらず，タンパク質や他の栄養素の確保を考慮する[5]。

　次に，栄養設計に見合う食事計画を立てる。例として，図Ⅲ-3-1 に 1 日のエネルギー 2,000kcal，タ

ンパク質 65g 条件での食品構成[6]，つまり栄養設定条件を満たすことができる食品の種類や量の目安を示す。これを 3 食バランスよく配分し，献立を立てる。献立の手順は，主食の種類（ごはん，パン，めん類），タンパク質供給源となる主菜（肉，魚，卵，

大豆料理），各種ビタミン，ミネラル等の供給源となる副菜（野菜，きのこ，いも，海藻料理）1〜2品の順に決め，場合によって汁物や果物，乳製品を添える。鉄量を増やすためには，主菜や副菜の食材選びを工夫して対応することになる。加えて，対象者はそれぞれの背景や食を含めた生活習慣，食事を準備する力（生活力）等々が多彩であるが，これらをフォローする栄養カウンセリングの有用性が明示されており[2]，医療機関や地域栄養ケアステーションの管理栄養士と連携介入することも視野に入れたい。

表Ⅲ-3-2 鉄が多く含まれる食品

食品名	100g中 Fe (mg)	常用量あたり	
		g	Fe (mg)
牛肉もも（皮下脂肪なし）	1.3	80	1.0
牛レバー	4	60	2.4
豚レバー	13	60	7.8
鶏レバー	9	60	5.4
鶏すなぎも	2.5	60	1.5
まいわし	2.1	60	1.3
煮干し	18	10	1.8
かつお	1.9	60	1.1
なまり節	5	60	3.0
きはだまぐろ	2	60	1.2
さば	1.2	70	0.8
あさり	3.8	30	1.14
あさり水煮缶詰	28	30	9.0
かき	2.1	60	1.3
あかがい	5	20	1.0
ゆで大豆	2.2	30	0.7
きなこ	6.7	7	0.7
もめん豆腐	1.5	150	2.3
納豆	3.3	40	1.3
厚揚げ	2.6	50	1.3
調製豆乳	1.2	200	2.4
枝豆	2.7	50	1.4
こまつな	2.8	80	2.2
ほうれん草	2	80	1.6
ほしひじき（鉄釜）	58	6	3.5
ピュアココア	14	5	0.7
練りあん	1.6	100	1.6
生そば	1.3	80	1.0

日本食品標準成分表 2020 年版（八訂）より引用・算出

鉄不足を攻略する食品選択

日本人の鉄摂取量は平均 7.9mg/day[7]であり，鉄摂取量が食事摂取基準に達していない不足者の割合は高いと見積もられる。鉄摂取量を増やすためには，鉄が多く含まれる食品（表Ⅲ-3-2）を選択する必要がある。また，食事鉄の吸収は様々な因子に影響を受けることが知られている（表Ⅲ-3-3)[8]。体内貯蔵鉄量は食事から吸収される鉄量を制御するが，これは生体で鉄過剰や鉄不足を防ぐために調節されるシステムによる。

食事鉄の形態としては，動物性食品に多く含まれる鉄ポルフィリン複合体のヘム鉄とそれ以外の植物性食品に多く含まれる非ヘム鉄がよく知られている。ヘム鉄は肉類や魚類の赤身部分に多く，非ヘム鉄は野菜，海藻，豆類，乳製品，卵類などに含まれる。鉄同位体を用いた研究では，吸収率はヘム鉄が 50%，非ヘム鉄が 15% と見積もられている[9]。「日本人の食事摂取基準」[4]では日本人の鉄の主要な供給源が植物性食品であり，非ヘム鉄の摂取量が高いことを考慮して，吸収率 15% を適用し必要量の算定に活用している。一方で，表Ⅲ-3-3 に示すようにヘム鉄の吸収率も貯蔵鉄量によって制御を受ける。

また，非ヘム鉄であっても，食事に共存する吸収促進因子によって吸収率は高まる[10]。非ヘム鉄の吸収効率を高める栄養成分としては，アスコルビン酸（ビタミンC)[11]，クエン酸やリンゴ酸など有機酸[11]，難消化性糖[12]や食肉因子（またはミートファクター)[13]などこれまで数多く報告されている。たとえば，赤身の肉はヘム鉄の含有量が高く，かつ非ヘム鉄の吸収を促進する食肉因子も含むため，植物性食品と赤身肉や鉄吸収促進成分が組み合わされた料理は鉄摂取量を高めるために有用といえる。

その一方で，共存すると鉄吸収を阻害する成分として，米ぬかなどに多いフィチン酸や茶葉に多いポリフェノール（含タンニン），葉野菜やナッツに多いシュウ酸，カルシウム，リンなどが知られている[10]。たとえば，卵黄は鉄と強くキレートするリンタンパク質ホスビチンの存在による食事鉄の吸収抑制が報告されている[14)15]。このような鉄吸収阻害因子が多く含まれるような食材を避けることも工夫の

表Ⅲ-3-3　貯蔵鉄量に対する食事鉄の吸収率[8]

貯蔵鉄量（mg）		0	250	500	1,000
ヘム鉄（%）		35	28	23	15
非ヘム鉄（%）	A. 鉄利用が低率の食事 ① 肉または魚 30g 未満，または ② ビタミンC 25mg 未満	5	4	3	2
	B. 鉄中等度利用食 ① 肉または魚 30 ～ 90g，または ② ビタミンC 25 ～ 75mg	10	7	5	3
	C. 鉄高度利用食 ① 肉または魚 90g 以上，または ② ビタミンC 75mg 未満，または ③ 肉または魚 30 ～ 90g 　＋ビタミンC 25 ～ 75mg	20	12	8	4

ひとつである。

　その他，妊婦は奇形発症率を高めるビタミンA
の過剰摂取を避けるべきであり[16]，鉄含有量が高い
レバーを過食しないよう情報を伝える必要がある。

おわりに

　鉄代謝と食事の関係は密接かつ複雑ではあるが，
鉄欠乏性貧血の予防には十分な食事量による鉄量確
保のほか，鉄の摂取だけに注力せずに食事鉄を活か
せるような食事を組むことが有効である。

■文献

1 Hagio M, Matsumoto M, Katsumata M, et al. Combined heme iron supplementation and nutritional counseling improves sports anemia in female athletes. Ann Sports Med Res. 2015; 2: 1036.

2 Skolmowska D, Głąbska D, Kołota A, et al. Effectiveness of dietary interventions in prevention and treatment of iron-deficiency anemia in pregnant women: a systematic review of randomized controlled trials. Nutrients. 2022; 14: 3023.

3 日本腎臓学会編. 慢性腎臓病に対する食事療法基準2014年版. 東京, 東京医学社, 2014.

4 厚生労働省. 日本人の食事摂取基準2020年版. 2019.

5 竹谷豊, 塚原丘美, 桑波田雅士, ほか編. 新・臨床栄養学. 東京, 講談社, 2021.

6 小林ゆき子, 市川菜々編著. 臨床調理 第8版. 東京, 医歯薬出版, 2023.

7 厚生労働省. 令和元年国民健康・栄養調査報告. 2020.

8 Monsen ER, Hallberg L, Layrisse M, et al. Estimation of available dietary iron. Am J Clin Nutr. 1978; 31: 134-141.

9 Young MF, Griffin I, Pressman E, et al. Utilization of iron from an animal-based iron source is greater than that of ferrous sulfate in pregnant and nonpregnant women. J Nutr. 2010;

140: 2162-2166.

10 Hurrell R, Egli I. Iron bioavailability and dietary reference values. Am J Clin Nutr. 2010; 91: 1461S-1467S.

11 Ganasen M, Togashi H, Takeda H, et al. Structural basis for promotion of duodenal iron absorption by enteric ferric reductase with ascorbate. Commun Biol. 2018; 1: 120.

12 Yeung CK, Glahn RE, Welch RM, et al. Prebiotics and iron bioavailability is there a connection? J Food Sci. 2005; 70: R88-92.

13 Storcksdieck genannt Bonsmann S, Hurrel RF. Iron-binding properties, amino acid composition, and structure of muscle tissue peptides from in vitro digestion of different meat sources. J Food Sci. 2007; 72: S019-29.

14 Ishikawa SI, Tamaki S, Arihara K, et al. Egg yolk protein and egg yolk phosvitin inhibit calcium, magnesium, and iron absorptions in rats. J Food Sci. 2007; 72: S412-419.

15 Kobayashi Y, Wakasugi E, Yasui R, et al. Egg Yolk Protein Delays Recovery while Ovalbumin Is Useful in Recovery from Iron Deficiency Anemia. Nutrients. 2015; 7: 4792-4803.

16 Rothman KJ, Moore LL, Singer MR, et al. Teratogenicity of high vitamin A intake. N Engl J Med. 1995; 333: 1369-1373.

補　遺

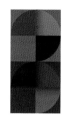

補 遺

1 貯血式自己血輸血における自己血貯血

はじめに

　自己血を用いる輸血法として，手術前に自己血を貯血し術中・術後に返血する貯血式自己血輸血（preoperative autologous blood donation: PABD），麻酔導入後に 800 〜 1200mL の自己血を採取し採血量の 1.5 倍程度の晶質液を補充，手術終了前後に返血する希釈式自己血輸血（acute normovolemic hemodilution: ANH），術野に出血した血液や術後ドレーンから排出された血液を回収して，洗浄後に血管内に戻す回収式自己血輸血（blood salvage）の 3 つの方法がある。

　自己血貯血は PABD を行う際に行われ，輸血が予測される手術において手術前に患者自身の血液（自己血）を採取・保管することを指している。

　PABD のメリットとして，①同種血輸血による感染症伝播や同種免疫による有害事象を阻止する効果，②患者に対して病気と闘う意欲をもたせる効果，③外科医に対して手術による出血を低減させ血液製剤の適正使用に対する意識を向上させる効果などが挙げられる[1)2)]。しかし，PABD では手術前の限られた期間内に採血し貯血する必要があり，それに伴い患者のヘモグロビン（hemoglobin: Hb）値は，採血毎に低下する。PABD を成功させるためには，採血で減少した Hb 値を短期間に回復させるため，鉄剤の投与とともに，しばしば赤血球造血刺激因子製剤（erythropoiesis stimulating agents: ESA）を用いる造血治療が必要になる。

PABD の適応と禁忌

　PABD は，循環血液量の 15% 以上の出血が予想され術中に輸血を行う可能性が高く，患者が自己血輸血の利点・問題点などを理解し，実施に関してのインフォームドコンセントが得られている場合に適応となる。また，稀な血液型や不規則抗体があり適合血の入手が難しい場合にも適応となる。

1. 全般的な PABD の適応と禁忌

　一般社団法人日本自己血輸血・周術期輸血学会が公表している『貯血式自己血輸血実施指針（2020）』[3)]では，PABD の適応を "輸血を必要とする予定手術全般" としている。具体的には，整形外科手術（人工関節置換術や脊椎手術など），産婦人科手術，心臓血管手術（開心術など），外科手術（大腸切除や肝臓切除など），脳外科手術（未破裂脳動脈瘤や脳腫瘍），泌尿器科，形成外科，歯科口腔外科手術などが挙げられている。

　PABD のためには自己血貯血のための採血が必要になるが，採血による有害事象発生を防ぐため，採血の禁忌として，①治療が必要な皮膚疾患・感染創・熱傷のある者，1 カ月以内の重症の下痢発症者，抜歯後 3 日以内の者など菌血症の恐れのある細菌感染者，②不安定狭心症・中等度以上の大動脈弁狭窄症（aortic stenosis: AS）・NYHA（New York Heart Association）Ⅳ度などの心疾患患者，③ ASA（American Society of Anesthesiologists）Ⅳ度やⅤ度の身体状況の患者が挙げられている。

　同種血輸血においては肝炎等のウイルス感染者の血液は感染伝播のリスクがあるため用いられないが，PABD を含む自己血輸血においては制限はない。ただし，取り違え輸血などの可能性があるため，適切な保管管理体制の下で，施設内の輸血療法委員会あるいは倫理委員会の判断に従い実施する。

　PABD の場合は，日本赤十字社が行っている献血とは異なり，採血に関する年齢制限は特に決められていない。高齢者では併存疾患に，若年者では血管迷走神経反射に注意する。貯血前の Hb 値は 11.0g/dL 以上を原則とするが，それ未満の場合には 1 回採血量を減らすなど注意を払うことで貯血は可能である。

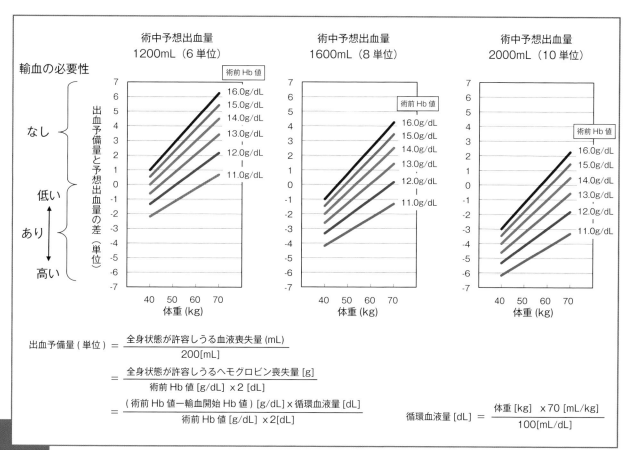

図補遺1-1　出血予備量と輸血の必要性
（輸血開始 Hb 値を 8g/dL と仮定したシミュレーション）

2. 患者サイドからみた PABD の適応

　『輸血療法の実施に関する指針』[4]には，輸血の説明と同意に必要な 8 項目が示されており，輸血療法の必要性，輸血に伴うリスクなどとともに自己血輸血の選択肢を提示することが明記されている。患者サイドでは，自己血輸血に関する説明を十分に理解したうえで，その実施に同意することが必須で，特に PABD においては，術前貯血のための通院や貯血による Hb 値低下に対する治療に協力的であることが適応の最も重要な点である。医学的には，複数の不規則抗体を保有する患者や稀な血液型の患者も PABD の適応となる。社会的には，何らかの事由により同種血輸血を拒否する患者も PABD の適応となることがある。

3. 出血予備量からみた PABD の適応

　手術予定患者に PABD を用いるか否かの判断には，当該手術における予想出血量と，個々の患者の全身状態が許容できる血液喪失量（出血予備量）の2 つの因子の把握が必要である[5]。

　出血予備量は，患者の術前 Hb 値から輸血を開始する Hb 値（全身状態が許容しうる Hb 値）を引いた値と，患者の循環血液量から計算して求めることができる。循環血液量は，〔体重(kg) × 70mL〕として概算できるので，術前 Hb 値と輸血開始 Hb 値，患者体重がわかれば出血予備量を推測できる。図補遺1-1 は，予想される術中出血量別に，術前 Hb 値と輸血の必要性を，輸血開始 Hb 値を 8g/dL とした場合のシミュレーションである。出血予備量と術中予想出血量の差がマイナスで，その絶対値が大きいほど輸血の必要性が高くなり，その差がプラスの場合には輸血は不要である。このシミュレーションの結果から，予想出血量が多いほど輸血の必要性は高くなること，予想出血量が同じ場合には，術前 Hb 値が低く，体重が軽いほど輸血の必要性は高くなることが理解できる。これらの条件と患者の全身状態や依存疾患を勘案して，PABD の適応を決定する。

患者中心の輸血医療 (Patient Blood Management: PBM)

PBM とは，輸血が必要な治療を患者自身の血液でまかなうことで，患者アウトカムを向上させる取り組みである（図補遺1-2）[6]。そのためには，患者毎に科学的根拠のある方法を複数組み合わせた同種血輸血回避プログラムを作り実践する必要がある。周術期（術前・術中・術後）を患者自身の血液でま

目 標

輸血を必要とする治療を，患者自身の血液でまかなうことで，患者アウトカムを向上させる

- ■ 科学的根拠のある方法を複数利用

- ■ 患者毎に輸血回避プログラムを作り，実践する
  →輸血医療のテーラーメード化

- ■ 同種血輸血回避策
  - Hb 濃度の維持
  - 止血・凝固能の最適化
  - 輸血の節減・出血量の低減

- ■ もし，同種血輸血が必要になったら
  →ガイドラインに従った限定的・制限的な輸血

（Hb の維持（貧血治療）止血・凝固能の最適化）

Goal 患者アウトカムの向上

（輸血の節減 出血量低減）

（限定的・制限的輸血）

図補遺1-2 患者中心の輸血医療（PBM）の概念

- ● 多職種が連携し，複数の方法を組み合わせ，同種血輸血を回避
- ● 同種血輸血が必要になった場合には，ガイドラインに基づいた限定的・制限的輸血

術 前
- ● 貧血のスクリーニング：もし存在すれば原因精査と治療
- ● 貧血の場合や自己血貯血を行う場合は，鉄剤，ESA，葉酸の投与
- ● 抗血小板薬，抗凝固薬の再評価
- ● 貯血式自己血輸血
- ● 検査用採血量を減らす

術 中
- ● 丹念な手術手技と止血
- ● 希釈式自己血輸血
- ● 回収式自己血輸血
- ● 薬物治療
  （抗線溶剤, desmopressin）
- ● 貧血を許容
  （循環血液量維持）
- ● 低体温を避ける
- ● 低血圧麻酔を考慮
- ● CPB使用時のプライミングボリュームを最小限に。血液は可能な限り戻す。

術 後
- ● 術後出血を監視
  （必要ならば再手術）
- ● ドレーン血回収
- ● 貧血を許容
  （循環血液量維持）
- ● 貧血原因の特定と対処
- ● ESA，鉄剤，葉酸の使用を考慮
- ● 抗血小板薬，抗凝固薬の再評価
- ● 検査用採血量を減らす

← エビデンスに基づいた限定的・制限的な輸血 →

図補遺1-3 周術期における同種血輸血回避戦略
（文献 7 から引用。日本語に訳し一部改変）

かなうためには，外科医だけではなく周術期に関わる全職種，すなわち麻酔科医，輸血医，血液内科医などの医師，臨床検査技師，看護師，臨床工学技士，薬剤師，事務職などを含めた多分野・多職種の医療従事者がチームを作って，患者毎に輸血回避プログラムを立て，実践することが求められる（図補遺1-3）[7]。

　術前の対策としては，赤血球量（Hb 量）を増やすことと，術中の止血が困難にならないように止血凝固能が最大限に発揮できる状態をつくることが重要である。術中は，繊細な手術手技によるきめ細かな止血処置と麻酔管理の工夫などにより出血量を減少させることや，希釈式自己血輸血や回収式自己血輸血を用いることが重要である。術後においては，ドレーン血の回収，検査用採血量の低減，鉄剤の投与などで，同種血輸血を回避するように努める。もし，どうしても輸血が必要と判断された場合には，ガイドラインに沿った限定的・制限的な輸血にとどめることを意識する。

PBM における術前貧血対策

　術前に貧血がある患者は少なくなく，そのほとんどは鉄欠乏性貧血である。これらの患者の貧血を術前に改善することができれば，同種血輸血を回避できる確率は高まる。Goodnough らは，手術予定日の約 4 週間前に術前患者の貧血スクリーニングを行い，貧血を認めた場合にはその原因精査と治療の必要性を提唱した[8)9)]。

　術前貧血の原因として，癌や化学療法によるもの，慢性腎臓病（chronic kidney disease: CKD），炎症性腸疾患，女性であることなどが挙げられる。貧血の原因により，鉄剤，葉酸，ビタミン B12 や ESA などを用いて治療を行う。

　術前貧血の多くは鉄欠乏性貧血で，その治療の基本は経口もしくは静注による鉄剤投与である。経口鉄剤では鉄欠乏性貧血の短期間での改善が不十分なことがあるため，鉄過剰症に注意しながら静注鉄剤の使用を考慮する。欧米では術前貧血に対するESA の使用が認可されているため，鉄剤に反応しない場合などには ESA を用いて体内の赤血球量を増加させることが可能である。しかし，わが国では術前貧血の改善目的に ESA を用いることができないため，ESA を用いる必要がある場合には鉄欠乏性貧血の治療を継続しながら，保険適用で ESA を使用できる 800mL 以上の自己血貯血の導入を考慮し，術前に赤血球の増量を図る。貧血の原因がCKD によるもの（腎性貧血）で eGFR 60 未満であ

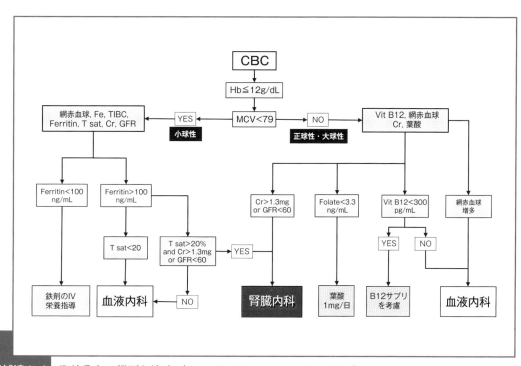

図補遺1-4　術前貧血の鑑別と治療（Anemia laboratory algorithm）
（文献 10 から引用。日本語に訳し一部改変）

れば，自己血貯血の有無にかかわらず，術前の貧血治療に ESA を用いることができる。欧米では PBM の浸透に連れ，術前貧血に対する検査治療のアルゴリズムが運用されており（図補遺1-4），術前貧血管理により心臓外科手術患者のアウトカム向上が報告されている[10)11)]。

貯血式自己血輸血の実際[3)]（図補遺1-5）

通常1回の採血量は400mL とし，採血間隔は原則として1週以上として，手術までに必要量の自己血を採血できるように貯血計画を立てる。初回採血の1週前から毎日，経口鉄剤 100 ～ 200mg を投与する。経口鉄剤で不足する場合あるいは経口摂取できない場合は静脈内投与する。貯血量が800mL 以上で1週間以上の貯血期間を予定する手術施行患者の自己血貯血では，Hb 値が13g/dL 未満の患者には初回採血1週間前から，Hb 値が13 ～ 14g/dL の患者には初回採血後より，1回 24,000 国際単位のエポエチンアルファまたはエポエチンベータを週1回皮下投与する。

採血時の血圧が，収縮期圧 180mmHg 以上，拡張期圧 100mmHg 以上の高血圧，あるいは収縮期圧 80mmHg 以下の低血圧の場合は慎重に採血する。

また，有熱者（平熱時より1℃以上高熱あるいは37.2℃以上）は，菌血症の疑いを排除できないので採血を行わない。なお，採血の可否の決定には CRP 値と白血球数も参考とする。

専用の自己血ラベルに患者氏名，生年月日，ID 番号などを記入した後，採血前に採血バッグに貼付する。採血手順は，日本赤十字社で行っている手順に準じ，穿刺部位は 70% イソプロパノールまたは消毒用エタノールを使用し十分にふき取り操作を行ったのち，原則として，消毒部位確認が可能で芽胞菌に有効な 10% ポビドンヨードを用いて消毒する（ヨード過敏症には 1.0% クロルヘキシジングルコン酸エタノール液を使用する）。消毒後はポビドンヨードでは2分以上，ポビドンヨード・アルコールでは 30 秒以上待った後，穿刺部位が乾燥したのを確認後に穿刺する。

採血時には血管迷走神経反射（vasovagal reaction: VVR）に注意を払い，VVR 出現時には採血を中止し，頭部を下げ下肢を挙上する。必要があれば補液や硫酸アトロピン，昇圧剤の投与を行う。

採血した血液バッグのチューブはシーラーを用いてシールし，輸血部門の自己血専用保冷庫で保管する。出庫前に自己血の血液型の確認や患者血液と交差適合試験を行う。

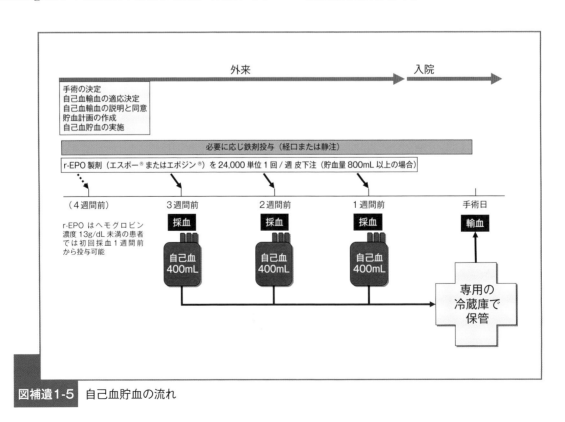

図補遺1-5 自己血貯血の流れ

返血時には患者氏名，生年月日，ID 番号などを複数の医療従事者が確認し，返血は同種血輸血と同様に返血開始後 5 分間はベッドサイドで患者を観察し，開始後 15 分後には再度患者を観察する。返血のスピードは，輸血開始から最初の 10 ～ 15 分間は 1 分間に 1mL 程度で，その後は 1 分間に 5mL 程度とする。返血時には他薬剤との混注は避ける。返血は貯血開始前の Hb 値を目安に返血する。返血リスクがベネフィットを超える場合には返血しない。

おわりに

わが国では輸血後肝炎対策として，多くの医師が PABD を実施してきた。その結果，PABD は日常臨床でごく普通に使われる手段として，全国各地に広く定着している。手術手技の改良や新しい手術機器の導入，術中回収式や希釈式自己血輸血の普及などの要因により，以前は PABD が用いられていた手術でも，現在は PABD の必要性が減っている。しかしながら，わが国の赤血球製剤使用の 5% が PABD でまかなわれている現況や[6]，PABD が同種血輸血回避策としていまだに重要な役割を果たしていることを考慮すると，わが国では PABD を継続して発展させていくことが必要であろう。

PBM の浸透により，手術予定患者の術前貧血への対応が術後患者転帰の向上に重要な役割を果たすことが明らかになりつつある。今後，PABD の立ち位置は変化するであろうが，全国的に普及した PABD を活用することで，手術患者の転帰向上を図っていく必要がある。

文献

1 脇本信博 . 貯血式自己血輸血の現状と将来展望 . 日内会誌 2004; 93: 1370-1375.

2 脇本信博 . 外科領域における輸血と血液製剤の現状と展望 貯血式自己血輸血 . 日本外科学会雑誌 2005; 106: 23-30.

3 一般社団法人日本自己血輸血・周術期輸血学会 . 貯血式自己血輸血実施指針（2020）. https://www.jsat.jp/jsat_web/down_load/pdf/cyoketsushikijikoketsushishin_2020.pdf(2023 年 6 月 7 日現在)

4 厚生労働省医薬食品局血液対策課 . 輸血療法の実施に関する指針 平成 17 年 9 月（令和 2 年 3 月一部改正）.

5 紀野修一 . エリスロポエチンを使用した自己血輸血 . 日本鉄バイオサイエンス学会治療指針作成委員会編 . 鉄剤の適正使用による貧血治療指針改訂 [第 3 版]. pp.66-68, 札幌 , 響文社 , 2015.

6 紀野修一 . 貯血式自己血輸血の適応 . 日本臨牀 2017; 75(増刊号 1): 634-640.

7 Overview of perioperative blood management. in : Perioperative Blood Management: A Physician's Handbook. 2-nd ed. (ed by Shander A, Waters JH, Gottschall JL) pp1-21, AABB, Bethesda, MD, 2009.

8 Goodnough LT, Shander A. Blood Management. Arch Pathol Lab Med. 2007; 131: 695-701.

9 Goodnough LT, Maniatis A, Earnshaw P, et al. Detection, evaluation, and management of preoperative anaemia in the elective orthopaedic surgical patient: NATA guidelines. Br J Anaesth. 2011; 106: 13-22.

10 Cahill CM, Alhasson B, Blumberg N, et al. Preoperative anemia management program reduces blood transfusion in elective cardiac surgical patients, improving outcomes and decreasing hospital length of stay. Transfusion. 2021; 61: 2629-2636.

11 Guinn NR, Fuller M, Murray S, et al; Duke Perioperative Enhancement Team (POET). Treatment through a preoperative anemia clinic is associated with a reduction in perioperative red blood cell transfusion in patients undergoing orthopedic and gynecologic surgery. Transfusion. 2022; 62: 809-816.

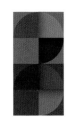

補 遺

2 鉄代謝異常症の遺伝的素因について

鉄代謝異常症について

　鉄は，ヘモグロビン合成や DNA 合成などに利用され，生体内で代謝調節がされている。しかしながら，この生体内での鉄代謝調節が破綻することで鉄代謝に重要な調節因子であるヘプシジンの産生が低下し鉄過剰になると，各種組織において障害を引き起こす。また一方，鉄剤不応性鉄欠乏性貧血（iron-refractory iron deficiency anemia: IRIDA）は，鉄欠乏性貧血と同様に小球性貧血・血清鉄低値であるものの経口鉄剤投与に反応しない貧血であり，特に先天性の IRIDA は transmembrane protease serine 6（TMPRSS6）遺伝子の異常によってヘプシジンの産生が亢進された結果，貧血を発症する。

　ここでは，我々が解析した症例も含め近年明らかになった日本人における遺伝性鉄過剰症である遺伝性ヘモクロマトーシス（hereditary hemochromatosis: HH）と IRIDA のそれぞれの遺伝的素因について述べる。

鉄過剰症の遺伝的素因

　鉄過剰症は，成因の違いから原発性（特発性）と二次性に分類される。原発性は，生体内の鉄代謝に関わる各種遺伝子の変異による HH が報告されている。一方，二次性は鉄代謝に関わる各種遺伝子に異常はないが，頻回の大量赤血球輸血による鉄の過剰摂取が原因となっているものを指す。特に本邦における鉄過剰症の主な原因は輸血療法によるものが大半を占めており，近年行われた鉄過剰症患者全体の調査では 93.1% が輸血後に発症していることが明らかにされた[1]。

　世界的には，鉄過剰症の主な原因は HH であり，その分類は 3 つに分けられている[1]。①古典型 HH は HFE 遺伝子変異とトランスフェリン受容体 2

（TFR2）遺伝子変異による 2 亜型，②若年型ヘモクロマトーシス（juvenile hemochromatosis: JH）はヘモジュベリン（HJV）遺伝子変異と生体内の鉄の量を負に制御しているヘプシジン（HAMP）遺伝子変異による 2 亜型，③フェロポーチン病は鉄の細胞外鉄輸送蛋白であるフェロポーチン（FPN）をコードしている SLC40A1 遺伝子変異によるものである。

　欧米において HH は頻度の高い遺伝性疾患の一つとされており，HFE 遺伝子のホモ接合体 c.845G>A（p.C282Y）変異を有する症例が 1996 年に報告され[2]，その後，他の遺伝子における変異症例が報告されてきた。本邦における HH は希少疾患であり報告された症例は少ないが，HJV，HAMP，TFR2，SLC40A1 遺伝子変異においてそれぞれの症例が報告されている（表補遺2-1）。

1. HFE 遺伝子変異

　HFE 遺伝子に変異を持った HH は欧米で最も多く，患者の約 85% が HFE 遺伝子の c.845G>A（p.C282Y）のホモ接合体変異を持っている。しかしながら，本邦では 1例[3]のみの報告である。その他に，ヘテロの変異である c.527C>T（p.A176V）変異[4]や c.691_693del（p.Y231del）変異[5]が報告された。Y231del の変異は，ヒトの肝細胞株 Huh-7 細胞において細胞表面への HFE の移行を妨げることが報告されており[6]，細胞表面における HFE の欠失が鉄過剰を引き起こす要因となったと考えられている。

2. HJV 遺伝子変異

　本邦において HJV 遺伝子の変異は，6 家系 11 人で報告されている[7-11]。最初の報告は古典型 HH として見つかった 2 家系 3 例で，c.745G>C（p.D249H）と c.934C>T（p.Q312X）である[7]。さらに 2008 年に典型的な JH 家系で同定された c.934C>T（p.Q312X）[8]

表補遺2-1　本邦における遺伝性鉄過剰症

遺伝子型－患者	発症年齢 / 性	遺伝子変異	主な臨床像	文献
HFE-1	65 / 女	C282Y	肝線維症，糖尿病，色素沈着	3
HFE-2	48 / 男	A176V ヘテロ	肝硬変	4
HFE-3	43 / 男	Y231del	糖尿病，肝腫大	5
HJV-1	51 / 男	Q312X	肝硬変，糖尿病，心疾患，色素沈着	7
HJV-2	51 / 女	Q312X	肝硬変，糖尿病，色素沈着	7
HJV-3	48 / 男	D249H	肝硬変，糖尿病，心疾患，色素沈着	7
HJV-4	24 / 男	Q312X	心疾患	8
HJV-5	22 / 男	Q312X	心疾患	8
HJV-6	55 / 女	Q312X	-	8
HJV-7	13 / 男	H174fsX196	肝線維症	9
HJV-8	17 / 男	H174fsX196	糖尿病，心不全	9
HJV-9	25 / 男	Y150C/V274M 混合ヘテロ接合体	軽度肝障害	10
HJV-10	38 / 女	I281T	糖尿病，性腺機能低下症	11
HJV-11	55 / 女	I281T	糖尿病，性腺機能低下症	11
HAMP-1	45 / 男	R75X	肝硬変，糖尿病，色素沈着，性腺機能低下	12
TFR2-1	50 / 男	AVAQ621_624del	前肝硬変	7
TFR2-2	47 / 男	AVAQ621_624del	肝線維症，色素沈着	7
TFR2-3	53 / 女	AVAQ621_624del	肝線維症	7
TFR2-4	41 / 男	L490R	肝硬変，糖尿病	7
TFR2-5	58 / 男	V561X	肝硬変，糖尿病，心疾患，色素沈着	7
TFR2-6	56 / 女	A364T	肝線維症，糖尿病	※1
TFR2-7	40 / 男	L367/T670fs 混合ヘテロ接合体	肝硬変，糖尿病，性腺萎縮	13
FPN-1	43 / 男	R489S	臓器障害なし	7
FPN-2	79 / 男	R489S	臓器障害なし	7
FPN-3	56 / 女	A117G	慢性肝炎，糖尿病，色素沈着	14
FPN-4	66 / 男	D157A	肝線維症，糖尿病，心疾患	15
FPN-5	79 / 男	D157A	肝機能障害，下垂体機能低下症	16
FPN-6	63 / 男	V162del	-	※2
FPN-7	57 / 男	G490D	アルコール性肝障害	18
FPN-8	42 / 男	H507R	白内障	19
FPN-9	46 / 男	H507R	糖尿病	20

※1　Mizumoto C, et al：Tfr2-related hereditary hemochromatosis in Japan. Abstract in IBS Annual Meeting, June 2009, Porto.

※2　Aota Y, et al：Ferroportin disease with V162del of SLC40A1 gene in a Japanese family. Abstract in The 76th Annual Meeting of the Japanese Society of Hematology, Oct. 2014, Osaka.

が，3例報告された。またさらに，2011 年には c.515_516insC（p.H174fsX196）[9] が報告された。H174fsX196 の変異は 196 番目のアミノ酸が終始コドンとなり，C 末端側の glycosylphosphatidylinositol（GPI）アンカー領域が欠損するため細胞膜に局在できないことが推定されている。また複合ヘテロ接合

体変異である c.449A>G（p.Y150C）と c.820G>A（p.V274M）が見出されたが，症状は軽度であり，複合ヘテロ接合体で発症する興味深い症例である[10]。さらに，2020 年には c.842T>C（p.I281T）[11] の変異を持つ 37 歳と 52 歳の姉妹例が報告され，この I281T の変異は同様の変異を持つギリシャ人の

症例からも発症が遅くなることが示唆された。

3. *HAMP* 遺伝子変異

HAMP 遺伝子の変異は，世界的に稀な病型であり，本邦では 2012 年に c.223C>T（p.R75X）[12] が 1 例報告されたのみである。この患者の血清と尿中からはいずれもヘプシジンが検出されなかったことより，鉄過剰症を引き起こしたと考えられる。

4. *TFR2* 遺伝子変異

本邦で最初に報告された *TFR2* 遺伝子の変異は c.1861_1872del12（p.AVAQ621_624del）[7] である。さらに，2 人から c.1469T>G（p.L490R）と c.1665delC（p.V561X）が報告されている[7]。また，Mizumoto らによって 56 歳女性患者で c.1131G>A（p.A364T）が報告されている（IBIS Annual Meeting, 2009）。さらに，複合ヘテロ接合体の変異である，c.1100T>G（p.L367R）と c.2008_2009delAC（p.T670fs）も見出された[13]。この複合ヘテロ接合体変異の症例は，*TFR2* の変異においても複合ヘテロ接合体変異により発症することが判明した貴重な症例である。

5. *SLC40A1* 遺伝子変異

この *SLC40A1* 遺伝子変異によるフェロポーチン病のみが優性遺伝形式をとり，全てヘテロ接合体変異を示す。また，フェロポーチン病は肝細胞だけでなく網内系細胞にも鉄が蓄積することが他の病型とは異なる。2005 年に報告された *SLC40A1* 遺伝子変異の c.1467A>C（p.R489S）[7] を持つ患者は鉄過剰が軽度であり，肝生検組織はクッパー細胞に限局した鉄沈着を示し，線維化はなく，フェロポーチン病 A 型であった。続いて 5' 側非翻訳領域の変異（n.A117G）[14] が 56 歳の女性患者において報告され，また糖尿病に罹患した 66 歳の男性[15] と副腎機能不全を呈した 79 歳の男性[16] に c.470A>C（p.D157A）の変異が報告された。これら A117G と D157A の 3 例は，フェロポーチン病 B 型に一致する肝組織像を示し，強い鉄蓄積は肝細胞と網内系細胞の混合型であった。さらに，Aota らによって 63 歳の男性患者で c.485_487delTTG（p.V162del）の変異が報告された（日本血液学会学術集会，2014）。特に，この D157A と V162del の変異については，FPN の発現に影響することが報告されている[17]。2020 年に報告された c.1469G>A（p.G490D）変異を有する症例は，同じ変異が FPN の発現低下によるフェロポーチン病 A 型を引き起こすことがすでに報告されていたが，この患者については生化学的検査，画像検査，および肝生検の結果よりフェロポーチン病 B 型と診断された。このフェロポーチン病 B 型と診断された理由としては，アルコール摂取によるものであると結論づけられた[18]。また c.1520A>G（p.H507R）変異[19][20] は，2 例ともトランスフェリン飽和率が高値を示し，肝細胞に鉄沈着が認められたためフェロポーチン病 B 型とされた。この H507R 変異は，ヘプシジンとの結合に関与している可能性が報告されている[17]。

鉄剤不応性鉄欠乏性貧血の遺伝的素因

鉄欠乏性貧血の中に，経口鉄剤投与に反応せず，先天性に *TMPRSS6* 遺伝子異常で起こる症例が 2008 年に報告された[21]。この TMPRSS6 は，肝臓に特異的に発現する膜型セリンプロテアーゼ 2 であり，*TMPRSS6* 遺伝子変異は，bone morphogenetic protein（BMP）の一つである BMP-6 シグナルによるヘプシジン産生に抑制がかからず，ヘプシジンを不適切に増加させてしまう。この増加したヘプシジンにより，十二指腸からの鉄の吸収阻害と網内系から

表補遺2-2 本邦における先天性鉄剤不応性鉄欠乏性貧血

遺伝子型ー患者	発症年齢／性	遺伝子変異	主な臨床像	文献
TMPRSS6-1	27／女	K253E	小球性低色素性貧血，トランスフェリン飽和率低値	22
TMPRSS6-2	11／女	P354L	小球性低色素性貧血，トランスフェリン飽和率低値	23

の鉄の放出抑制が起こる。そのため，血液中では血清鉄は低値となり，赤血球造血に対しては鉄欠乏となるため小球性貧血となるが，網内系には鉄があるため血清フェリチン値は正常もしくは高値を呈する。

　本邦における TMPRSS6 遺伝子の変異は，c.757A>G（p.K253E）[22] と c.1175C>T（p.P354L）[23] の2例が報告されている。どちらの症例も経口鉄剤では貧血が回復しなかったが，鉄剤を静注することにより貧血は回復した。この P354L 変異については同じ領域にある Y355X の変異が IRIDA の原因との報告があるため貧血を引き起こしたと考えられる（表補遺2-2）。IRIDA は常染色体劣性遺伝とされるが，片方の染色体に変異が存在することが鉄欠乏に寄与していると考えられる症例も一部あり，今後の症例集積が待たれるところである。

今後の方向性と血清ヘプシジン値測定の意義

　旭川医科大学が中心となり行った平成22年度厚生労働科学研究補助金「ヘモクロマトーシスの実態調査と診断基準」の研究結果[1]より，本邦における鉄過剰症は輸血後鉄過剰症がほとんどを占め，ごく一部が遺伝性であることが判明した。しかし，その報告以降にも新たな遺伝子変異を持つ家系が次々と報告されており，その遺伝子変異の種類や頻度，実

態に関して十分解明されたとは言い難い。特に本邦においては，欧米とは異なり幅広い遺伝子変異が鉄過剰症に関与しているため，今後も症例の蓄積を続け，本邦における HH の特徴を明らかにし，治療の選択に科学的根拠を与えることが，重要な課題として残されている。

　一方，本邦における IRIDA については，詳細な疫学調査がなされておらず，TMPRSS6 遺伝子変異による症例数は2例と極めて少ない。

　これらの原因が特定されない鉄過剰症や鉄欠乏性貧血においては鑑別診断が重要であり，そのためには鉄代謝の調整因子である血清ヘプシジン値の測定が有用と考えられる（現時点では血清ヘプシジン検査は保険適用外であり株式会社エムシープロット・バイオテクノロジーによる受託研究で測定）。ヘプシジンの発現は体内貯蔵鉄量に応じて変化するが，血清フェリチン値に比べてヘプシジン値が異常に低い場合，あるいは異常に高い場合には，ヘプシジン産生を制御している因子の異常が疑われ，遺伝子解析を行うきっかけとなる。通常とは異なる臨床的特徴を持つ鉄過剰症や鉄欠乏性貧血の患者に遭遇した場合には，（現時点では臨床研究の扱いとなるが）血清ヘプシジン値測定が疾患のスクリーニングや病態の把握，治療のモニタリングに役立つものと考える。

■文献

1 Ikuta K, Hatayama M, Addo L, et al. Iron overload patients with unknown etiology from national survey in Japan. Int J Hematol. 2017; 105: 353-360.
2 Feder JN, Gnirke A, Thomas W, et al. A novel MHC class I-like gene is mutated in patients with hereditary haemochromatosis. Nat Genet. 1996; 13: 399-408.
3 Sohda T, Okubo R, Kaminura S, et al. Hemochromatosis with HFE gene mutation in a Japanese patient. Am J Gastroenterol. 2001; 96: 2487-2488.
4 Imanishi H, Liu W, Cheng J, et al. Idiopathic hemochromatosis with the mutation of Ala176Val heterozygous for HFE gene. Intern Med. 2001; 40: 479-483.
5 Takano A, Niimi H, Atarashi Y, et al. A novel Y231del mutation of HFE in hereditary haemochromatosis provides in vivo evidence that the Huh-7 is a human haemochromatotic cell line. Liver Int. 2011; 31: 1593-1597.
6 Vecchi C, Montoshi G, Pietrangelo A. Huh-7: a human "hemochromatotic" cell line. Hepatology. 2010; 51: 654-659.
7 Hayashi H, Wakusawa S, Motonishi S, et al. Genetic background of primary iron overload syndromes in Japan. Intern Med. 2006; 45: 1107-1111.
8 Nagayoshi Y, Nakayama M, Suzuki S, et al. A Q312X mutation in the hemojuvelin gene is associated with cardiomyopathy due to juvenile haemochromatosis. Eur J Heart Fail. 2008; 10: 1001-1006.

9 Maeda T, Nakamaki T, Saito B, et al. Hemojuvelin hemochromatosis receiving iron chelation therapy with deferasirox: improvement of liver disease activity, cardiac and hematological function. Eur J Haematol. 2011; 87: 467-469.
10 Kawaguchi T, Ikuta K, Tatsumi Y, et al. Identification of heterozygous p.Y150C and p.V274M mutations in the HJV gene in a Japanese patient with a mild phenotype of juvenile hemochromatosis: A case report. Hepatol Res. 2020; 50: 144-150.
11 Takami A, Tatsumi Y, Sakai K, et al. Juvenile Hemochromatosis: A Case Report and Review of the Literature. Pharmaceuticals. 2020; 13: 195.
12 Hattori A, Tomosugi N, Tatsumi Y, et al. Identification of a novel mutation in the HAMP gene that causes non-detectable hepcidin molecules in a Japanese male patient with juvenile hemochromatosis. Blood Cells Mol Dis. 2012; 48: 179-182.
13 土田健一，種田紳二，三澤和史，ほか．糖尿病，下垂体性性腺機能低下症，肝線維化を呈した新規 TfR2 遺伝子変異による原発性ヘモクロマトーシス（HH Type 3）の1例．糖尿病 2010; 53: 247-252.
14 Liu W, Shimomura S, Imanishi H, et al. Hemochromatosis with mutation of the ferroportin 1 (IREG1) gene. Intern Med. 2005; 44: 285-289.
15 Yamashita T, Morotomi N, Sohda T, et al. A male patient with ferroportin disease B and a female patient with iron overload

similar to ferroportin disease B. Clin J Gastroenterol. 2014; 7: 260-264.

16 Honma Y, Karasuyama T, Kumamoto K, et al. Type 4B hereditary hemochromatosis due to heterozygous p.D157A mutation in *SLC40A1* complicated with hypopituitarism. Med Mol Morphol. 2021; 54: 60-67.

17 Le Gac G, Ka C, Joubrel R, et al. Structure-function analysis of the human ferroportin iron exporter (SLC40A1): effect of hemochromatosis type 4 disease mutations and identification of critical residues. Hum Mutat. 2013; 34: 1371-1380.

18 松岡直紀, 林学, 高橋裕太, ほか. アルコール性肝障害を合併し遺伝子変異と異なる病態を呈した Ferroportin 病の 1 例. 日本消化器病学会誌 2020; 117: 1100-1108.

19 Yamakawa N, Oe K, Yukawa N, et al. A Novel Phenotype of a Hereditary Hemochromatosis Type 4 with Ferroportin-1 Mutation, Presenting with Juvenile Cataracts. Intern Med. 2016; 55: 2697-2701.

20 Nishina S, Tomiyama Y, IkutaK, et al. Long-term phlebotomy successfully alleviated hepatic iron accumulation in a ferroportin disease patient with a mutation in *SLC40A1*: a case report. BMC Gastroenterol. 2021; 21: 111.

21 Finberg KE, Heeney MM, Campagna DR, et al. Mutations in TMPRSS6 cause iron-refractory iron deficiency anemia (IRIDA). Nat Genet. 2008; 40: 569-571.

22 Sato T, Iyama S, Murase K, et al. Novel missense mutation in the TMPRSS6 gene in a Japanese female with iron-refractory iron deficiency anemia. Int J Hematol. 2011; 94: 101-103.

23 Kodama K, Noguchi A, Adachi H, et al. Novel mutation in the *TMPRSS6* gene with iron-refractory iron deficiency anemia. Pediatr Int. 2014; 56: e41-e44.

索　引

▌欧　文▌

A

ACD　30, 50

anemia of chronic disease　30

anemia of chronic inflammation　30

ANH　68

ATP7A　34

ATP7A 遺伝子変異　34

ATP7B　34

B

BMP　13

C

central pallor　29

Ceruloplasmin　33

CKD　46

CP　33

E

EPO 産生の低下　30

ERFE　14

H

HAMP 遺伝子変異　76

Helicobacter pylori　25, 42

Helicobacter pylori 感染　25, 50

HFE 遺伝子変異　74

HIF-PH 阻害薬　46

HJV 遺伝子変異　74

I

IBD　50

IL-6　14, 30, 32

IRE　14

IRIDA　26, 74

IRP　14

L

labile iron pool　11

LIP　11

N

NTBI　11

O

Osler-Weber-Rendu 病　24

P

PABD　68

Patient Blood Management　70

PBM　70

R

restless legs syndrome　22

RLS　23

ROS　10

S

SLC40A1 遺伝子変異　76

T

TfR1　15

TfR2　14

TFR2 遺伝子変異　76

TIBC　18, 28, 31

TMPRSS6 遺伝子　25, 42, 74

transmembrane protease serine 6 遺伝子　74

TSAT　28

V

von Willebrand 病　24

W

WD　33, 35

Wilson disease　33

■ 利益相反の開示

<利益相反開示項目／基準>

① 医学系研究に関連する企業・法人組織や営利を目的とした団体（以下，企業・組織や団体という）の役員，顧問職については，1つの企業・組織や団体からの報酬額が年間 100 万円以上とする。
② 株式の保有については，1つの企業についての 1 年間の株式による利益（配当，売却益の総和）が 100 万円以上の場合，あるいは当該全株式の 5％以上を所有する場合とする。
③ 企業・組織や団体からの特許権使用料については，1つの権利使用料が年間 100 万円以上とする。
④ 企業・組織や団体から，会議の出席（発表，助言など）に対し，研究者を拘束した時間・労力に対して支払われた日当（講演料など）については，1つの企業・団体からの年間の講演料が合計 50 万円以上とする。
⑤ 企業・組織や団体パンフレット，座談会記事などの執筆に対して支払われた原稿料については，1つの企業・組織や団体からの年間の原稿料が合計 50 万円以上とする。
⑥ 企業・組織や団体が提供する研究費については，1つの企業・団体から，医学系研究（共同研究，受託研究，治験など）に対して，申告者が実質的に使途を決定し得る研究契約金の総額が年間 100 万円以上のものを記載する。
⑦ 企業・組織や団体が提供する奨学（奨励）寄附金については，1つの企業・団体から，申告者個人または申告者が所属する講座・分野または研究室に対して，申告者が実質的に使途を決定し得る寄附金の総額が年間 100 万円以上のものを記載する。
⑧ 企業・組織や団体が提供する寄附講座に申告者らが所属している場合とする。但し，申告者が実質的に使途を決定し得る寄附金の総額が年間 100 万円以上のものを記載する。
⑨ その他，研究とは直接無関係な旅行，贈答品などの提供については，1つの企業・組織や団体から受けた総額が年間 5 万円以上とする。

下記に，本診療指針の作成に当たった委員の利益相反事項を開示します。

<利益相反事項の開示>

氏 名 （所属）	利益相反開示項目				
	開示項目①	開示項目②	開示項目③	開示項目④	開示項目⑤
	開示項目⑥	開示項目⑦	開示項目⑧	開示項目⑨	
生田　克哉 （北海道赤十字血液センター）	該当なし	該当なし	該当なし	該当なし	該当なし
	該当なし	該当なし	該当なし	該当なし	
川端　浩 （京都医療センター）	該当なし	該当なし	該当なし	日本新薬	該当なし
	該当なし	該当なし	該当なし	該当なし	
紀野　修一 （日本赤十字社血液事業本部）	該当なし	該当なし	該当なし	該当なし	該当なし
	該当なし	該当なし	該当なし	該当なし	
倉賀野　隆裕 （兵庫医科大学）	該当なし	該当なし	該当なし	アステラス製薬，協和キリン，カネカメディックス，田辺三菱，アストラゼネカ，バイエル薬品	該当なし
	該当なし	該当なし	該当なし	該当なし	
小林　ゆき子 （京都府立大学）	該当なし	該当なし	該当なし	該当なし	該当なし
	該当なし	該当なし	該当なし	該当なし	
小林　良二 （札幌北楡病院）	該当なし	該当なし	該当なし	該当なし	該当なし
	該当なし	該当なし	該当なし	該当なし	
小船　雅義 （札幌医科大学）	該当なし	該当なし	該当なし	該当なし	該当なし
	該当なし	該当なし	該当なし	該当なし	

杉村 基 (浜松赤十字病院)	該当なし	該当なし	該当なし	該当なし	該当なし
	該当なし	該当なし	該当なし	該当なし	
鈴木 隆浩 (北里大学)	該当なし	該当なし	該当なし	日本新薬, ブリストルマイヤーズ, 中外製薬, アレクシオンファーマ, ノバルティスファーマ, 協和キリン	該当なし
	該当なし	該当なし	該当なし	該当なし	
巽 康彰 (東邦大学)	該当なし	該当なし	該当なし	該当なし	該当なし
	該当なし	該当なし	該当なし	該当なし	
張替 秀郎 (東北大学)	該当なし	該当なし	該当なし	ヤンセンファーマ, サノフィ, ノバルティスファーマ, 中外製薬, アッヴィ	該当なし
	該当なし	協和キリン, 中外製薬, エーザイ, 住友ファーマ	該当なし	該当なし	
藤井 嵩子 (国士舘大学)	該当なし	該当なし	該当なし	該当なし	該当なし
	該当なし	該当なし	該当なし	該当なし	
藤原 亨 (岩手医科大学)	該当なし	該当なし	該当なし	該当なし	該当なし
	該当なし	該当なし	該当なし	該当なし	
宮西 浩嗣 (札幌医科大学)	該当なし	該当なし	該当なし	該当なし	該当なし
	該当なし	中外製薬	該当なし	該当なし	

鉄欠乏性貧血の診療指針

2024 年 7 月 10 日　　第 1 刷発行

編　　集　　日本鉄バイオサイエンス学会
　　　　　　「鉄欠乏性貧血の診療指針」作成のためのワーキンググループ

発 行 者　　宮定久男
発 行 所　　有限会社フジメディカル出版
　　　　　　〒 530-0035　大阪府大阪市北区同心 2-4-17 サンワビル
　　　　　　TEL 06-6351-0899 / FAX 06-6242-4480
　　　　　　https://www.fuji-medical.jp/
　　　　　　info@fuji-medical.jp
印 刷 所　　奥村印刷株式会社

ISBN 978-4-86270-253-1
© 日本鉄バイオサイエンス学会, 2024